药学专业知识（一）

临考冲刺模拟试卷（一）

一、A 型题（最佳选择题。共 40 题，每题 1 分。每题的备选答案中只有一个最佳答案）

1. 药源性疾病是因药品不良反应发生程度较严重或持续时间过长引起的。下列关于药源性疾病的防治，不恰当的是（   ）
   A. 尽量联合用药
   B. 监督患者用药行为，及时调整给药方案和处理不良反应
   C. 根据对象个体差异，建立合理给药方案
   D. 慎重使用新药，实施个体化给药
   E. 根据病情和药物适应证，正确使用

2. 药物流行病学是用流行病学的理论方法及知识研究药物在人群中的效应、应用及影响因素的学科，是临床药理学与流行病学的一门交叉学科，主要任务不包括（   ）
   A. 新药临床实验前药效学研究的设计   B. 药品上市前临床试验的设计
   C. 上市后药品有效性再评价   D. 上市后药品不良反应或非预期作用的监测
   E. 国家基本药物的遴选

3. 下列不属于阿片类药物依赖性治疗方法的是（   ）
   A. 昂丹司琼抑制觅药渴求   B. 可乐定治疗
   C. 东莨菪碱综合治疗   D. 美沙酮替代治疗
   E. 心理干预

4. 氯丙嗪化学结构名（   ）

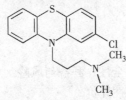

   A. 2－氯－N,N－二甲基－10H－苯并哌唑－10－丙胺
   B. 2－氯－N,N－二甲基－10H－苯并噻唑－10－丙胺
   C. 2－氯－N,N－二甲基－10H－吩噻嗪－10－丙胺
   D. 2－氯－N,N－二甲基－10H－噻嗪－10－丙胺
   E. 2－氯－N,N－二甲基－10H－哌嗪－10－丙胺

5. 关于对乙酰氨基酚的说法，下列各项中错误的是（   ）
   A. 对乙酰氨基酚在体内代谢可产生乙烯亚胺醌，引起肾毒性和肝毒性
   B. 对乙酰氨基酚分子中含有酰胺键，正常贮存条件下易发生水解变质

C. 大剂量服用对乙酰氨基酚引起中毒时，可用谷胱甘肽或乙烯半胱氨酸解毒
D. 对乙酰氨基酚在体内主要与葡萄糖醛酸或硫酸结合，从肾脏排泄
E. 贝诺酯为对乙酰氨基酚与阿司匹林形成的酯的前药

6. 阿司匹林通过抑制（　　）而发挥解热镇痛作用。
   A. 磷脂酶　　　　　　　　B. 环氧酶
   C. 脂蛋白酶　　　　　　　D. 单胺氧化酶
   E. 脂肪氧合酶

7. 药物副作用是指（　　）
   A. 药物蓄积过多引起的反应
   B. 过量药物引起的肝、肾功能障碍
   C. 极少数人对药物特别敏感产生的反应
   D. 在治疗剂量时，机体出现与治疗目的无关的不适反应
   E. 停药后血药浓度已降至阈浓度以下时产生的不适反应

8. 对正在发作的哮喘无效的平喘药是（　　）
   A. 布地缩松　　　　　　　B. 氨茶碱
   C. 色甘酸钠　　　　　　　D. 沙丁胺醇
   E. 肾上腺素

9. 半数有效量是指（　　）
   A. 常用治疗量的一半　　　　　　B. 产生最大效应所需剂量的一半
   C. 产生等效反应所需剂量的一半　　D. 一半动物产生毒性反应的剂量
   E. 引起50%阳性反应（质反应）或50%最大效应（量反应）的浓度或剂量

10. 下列选项中，能减低去极化最大速率，对APD无影响的药物是（　　）
    A. 奎尼丁　　　　　　　　B. 普罗帕酮
    C. 美西律　　　　　　　　D. 奎宁
    E. 利多卡因

11. 新药Ⅳ期临床试验的目的是（　　）
    A. 在健康志愿者中检验受试药的安全性
    B. 在患者中检验受试药的不良反应发生情况
    C. 在患者中进行受试药的初步药效学评价
    D. 扩大试验，在300例患者中评价受试药的有效性、安全性、利益与风险
    E. 受试新药上市后在社会人群中继续进行安全性和有效性评价

12. 苯二氮䓬类镇静催眠药物的基本结构药物为（　　）
    A. 地西泮　　　　　　　　B. 硝西泮
    C. 氯硝西泮　　　　　　　D. 奥沙西泮
    E. 氟西泮

13. 分子中含有分羟基，遇光易氧化变质，需避光保存的药物是（　　）
    A. 肾上腺素　　　　　　　B. 维生素 A
    C. 苯巴比妥钠　　　　　　D. 维生素 B_2
    E. 叶酸

14. 《中国药典》中"易溶"是指溶质1g在溶剂(　　)中溶解。
    A. 不到0.1mL　　　　　　　　B. 不到0.5mL
    C. 不到1mL　　　　　　　　　D. 不到10mL
    E. 不到100mL

15. 具有硫色素反应的药物为(　　)
    A. 维生素 K_1　　　　　　　B. 维生素 E
    C. 维生素 B_1　　　　　　　D. 维生素 C
    E. 青霉素钾

16. 通过抑制黄嘌呤氧化酶减少尿酸生成的抗痛风药物是(　　)
    A. 秋水仙碱　　　　　　　　B. 丙磺舒
    C. 别嘌醇　　　　　　　　　D. 苯溴马隆
    E. 布洛芬

17. 药物经皮渗透速率与其理化性质有关,透皮速率相对较大的是(　　)
    A. 熔点高药物　　　　　　　B. 离子型
    C. 脂溶性大　　　　　　　　D. 分子体积大
    E. 分子极性高

18. 下列各项中,不属于口服糖尿病治疗药物的是(　　)
    A. 胰岛素分泌促进剂　　　　B. 胰岛素增敏剂
    C. α-葡萄糖苷酶抑制剂　　　D. β-葡萄糖苷酶抑制剂
    E. 醛糖还原酶抑制剂

19. 下列各项中,不属于热原的除去方法的是(　　)
    A. 高温法　　　　　　　　　B. 酸碱法
    C. 吸附法　　　　　　　　　D. 微孔滤膜过滤法
    E. 反渗透法

20. 哪种性质的药物宜制成胶囊剂(　　)
    A. 药物是水溶液　　　　　　B. 药物是油溶液
    C. 药物是稀乙醇溶液　　　　D. 风化性药物
    E. 吸湿性很强的药物

21. 下列药物配伍或联用时,发生的现象属于物理配伍变化的是(　　)
    A. 氯霉素注射液加入5%葡萄糖注射液中析出沉淀
    B. 多巴胺注射液与碳酸氢钠注射液配伍后,溶液逐渐变成粉红至紫色
    C. 阿莫西林与克拉维酸钾制成复方制剂时抗菌疗效最强
    D. 维生素 B_{12} 注射液与维生素 C 注射液配伍时效价最低
    E. 甲氧苄啶与磺胺类药物制成复方制剂时抗菌疗效最强

22. 《中国药典》中的含量测定是指(　　)
    A. 用规定的方法测定药物中实际成分的含量
    B. 用规定的方法测定药物中的百分含量
    C. 用规定的方法测定药物中有效成分的含量
    D. 药物中实际含量与规格量的比值

E. 药物中百分含量与规格量的比值
23. 硫酸庆大霉素原料药和制剂的含量测定方法分别是（　　）
    A. 均为微生物检定法　　　　　　B. 均为高效液相色谱法
    C. 微生物检定法和高效液相色谱法　D. 微生物检定法和紫外分光光度法
    E. 高效液相色谱法和紫外分光光度法
24. 《中国药典》中采用盐酸溶液（9→1000）定量制成每1mL中含5μg的溶液，要求在254nm与306nm的波长处有最大吸收，在254nm的波长处吸光度约为0.46，是鉴别（　　）
    A. 布洛芬　　　　　　　　　　　B. 维生素 B_1
    C. 盐酸氯丙嗪　　　　　　　　　D. 硝西泮
    E. 地蒽酚软膏
25. 属于药物代谢第Ⅱ相反应的是（　　）
    A. 氧化　　　　　　　　　　　　B. 羟基化
    C. 水解　　　　　　　　　　　　D. 还原
    E. 乙酰化
26. 当溶液浓度为1%（1g/100mL），液层厚度为1cm时，在一定条件（波长、溶剂、温度）下的吸光度，称为（　　）
    A. 比移值　　　　　　　　　　　B. 保留时间
    C. 分配系数　　　　　　　　　　D. 吸收系数
    E. 分离度
27. 受体是（　　）
    A. 酶　　　　　　　　　　　　　B. 蛋白质
    C. 神经递质　　　　　　　　　　D. 第二信使
    E. 配体的一种
28. 阿司匹林的主要作用不包括（　　）
    A. 痛经　　　　　　　　　　　　B. 胃溃疡
    C. 神经痛　　　　　　　　　　　D. 防止血栓形成
    E. 风湿性关节炎
29. 胆固醇的合成，阿托伐他汀的作用机制是抑制羟甲基戊二酰辅酶A抑制剂，其发挥此作用的必须药效团是（　　）
    A. 异丙基　　　　　　　　　　　B. 吡咯环
    C. 氟苯基　　　　　　　　　　　D. 3,5－二羟基戊酸片段
    E. 酰苯胺基
30. 《中国药典》测定熔点的方法采用毛细管测定法，依照待测药物性质的不同，分为（　　）种方法。
    A. 1　　　　　　　　　　　　　B. 2
    C. 3　　　　　　　　　　　　　D. 4
    E. 5
31. 下列药物的碱性溶液，加入铁氰化钾后，再加正丁醇，显蓝色荧光的是（　　）

A. 维生素 A   B. 维生素 B_1
C. 维生素 C   D. 维生素 D
E. 维生素 E

32. 红外光谱图中指纹区的波段范围是(   )
    A. $1300 \sim 400 cm^{-1}$ B. $1500 \sim 1300 cm^{-1}$
    C. $2400 \sim 2000 cm^{-1}$ D. $3300 \sim 3000 cm^{-1}$
    E. $4000 \sim 1300 cm^{-1}$

33. 药物作用的特异性靶点不包括(   )
    A. 受体   B. 离子通道
    C. 酶   D. DNA 或 RNA
    E. 作用于蛋白质，使其变性

34. 适宜作片剂崩解剂的是(   )
    A. 微晶纤维素   B. 甘露醇
    C. 羧甲基淀粉钠   D. 糊精
    E. 羟丙纤维素

35. 变态反应(   )
    A. 不是过敏反应   B. 与免疫系统无关
    C. 与剂量有关   D. 是异常的免疫反应
    E. 药物不一定有抗原性

36. 假性胆碱酯酶缺乏者，应用琥珀胆碱后，由于延长了肌肉松弛作用而常出现呼吸暂停反应，属于(   )
    A. 变态反应   B. 特异质反应
    C. 停药反应   D. 后遗效应
    E. 快速耐受性

37. 药物产生副作用的原因是(   )
    A. 剂量过大   B. 效能较高
    C. 效价较高   D. 选择性低
    E. 代谢较慢

38. 药品的总件数 $n > 300$ 时，取样的件数为(   )
    A. $n+1$ B. $\sqrt{n/2}+10$
    C. $n-1$ D. $\sqrt{n/2}+1$
    E. $\sqrt{n/2}-1$

39. 在《中国药典》中，"制剂通则"收载在(   )
    A. 目录部分   B. 凡例部分
    C. 正文部分   D. 附录部分
    E. 通则部分

40. 《中国药典》中规定，亚硝酸钠滴定法常采用(   )指示终点。
    A. 电位法   B. 自身指示剂
    C. 永停滴定法   D. 内指示剂法
    E. 外指示剂法

二、B 型题（配伍选择题。共 60 题，每题 1 分。备选答案在前，试题在后。每组若干题。每组题均对应同一组备选答案。每题只有一个正确答案，每个备选答案可重复选用，也可不选用）

A. 地西泮　　　　　　　　B. 硝西泮
C. 奥沙西泮　　　　　　　D. 氟西泮
E. 三唑仑

41. 3 位羟基衍生物可保持原有药物的活性，临床上较原药物更加安全，3 位羟基的药物是（　　）
42. 在 1,4-苯二氮䓬的 1,2 位并上三唑环，不仅可使代谢稳定性增加，而且提高了与受体的亲和力，活性显著增加的药物是（　　）
43. 无苯基取代的化合物没有镇静催眠活性的药物是（　　）
44. 当 7 位引入吸电子取代基时，药物活性明显地增强，吸电子越强，作用越强的药物是（　　）

A. 引起药物效应的最小药量
B. 引起等效反应的相对剂量
C. 其大小在一定程度上反映了临床用药剂量安全范围
D. 临床常用的有效剂量
E. 引起 50% 最大效应的剂量

45. 阈剂量是指（　　）
46. 效价强度是指（　　）
47. 斜率是指（　　）
48. 半数有效量是指（　　）

A. 质子泵抑制剂　　　　　　B. 组胺 H_2 受体拮抗剂
C. 多巴胺 D_2 受体拮抗剂　　D. 抗幽门螺旋杆菌
E. 外周性多巴胺 D_2 受体拮抗剂

49. 甲氧氯普胺属于（　　）
50. 奥美拉唑属于（　　）
51. 多潘立酮为较强的（　　）
52. 西咪替丁属于（　　）

A. 结晶紫　　　　　　　　　B. 区分效应
C. 非水酸量法　　　　　　　D. 非水碱量法
E. 冰醋酸-醋酐的混合溶剂

53. 高氯酸作滴定液（　　）
54. 用 DMF 作溶剂（　　）

55. 马来酸氯苯那敏的指示剂是(　　)
56. 测定重酒石酸去甲肾上腺素的含量,通常采用的溶剂是(　　)

  A. 一期临床试验　　　　　　B. 二期临床试验
  C. 三期临床试验　　　　　　D. 四期临床试验
  E. 0 期临床试验

57. 可采用随机、对照、双盲试验,对受试药的有效性和安全性做出初步药效学评价,推荐给药剂量的新药研究阶段是(　　)
58. 新药上市后在社会人群大范围内继续进行的安全性和有效性评价,在广泛、长期使用的条件下考察其疗效和不良反应的新药研究阶段是(　　)
59. 一般选 20～30 例健康成年志愿者,观察人体对于受试药的耐受程度和人体药动学特征,为制定后续临床试验的给药方案提供依据的新药研究阶段是(　　)

  A. 副作用　　　　　　　　　B. 毒性作用
  C. 后遗效应　　　　　　　　D. 变态反应
  E. 特异质反应

60. 巴比妥类药物过量引起的中枢神经系统过度抑制是(　　)
61. 假性胆碱酯酶缺乏者,应用琥珀胆碱后,由于延长了肌肉松弛作用而常出现呼吸暂停反应的是(　　)
62. 接触性皮炎、药物热等是(　　)
63. 阿托品用于解除胃肠痉挛时引起的口干、便秘、心悸等是(　　)
64. 服用苯二氮䓬类镇静催眠药物后,在次晨仍有乏力、困倦等"宿醉"现象的是(　　)

  A. 代谢加速而导致意外怀孕　　B. 降低其血药浓度
  C. 排泄减少,从而起到增效作用　D. 代谢加快而失效
  E. 代谢受阻而引起出血

65. 苯巴比妥与口服抗凝药合用(　　)
66. 利福平与口服避孕药合用(　　)
67. 氯霉素与双香豆素合用(　　)
68. 泼尼松与苯巴比妥合用(　　)
69. 丙磺舒与青霉素类药物合用(　　)

  A. 生物利用度　　　　　　　　B. 生物半衰期
  C. 表观分布容积　　　　　　　D. 速率常数
  E. 清除率

70. 药物在体内的量或血药浓度降低一半所需要的时间(　　)
71. 单位是时间的倒数,如 min^{-1} 或 h^{-1}(　　)

72. 单位时间从体内消除的含药血浆体积（   ）
73. 药物被吸收进入血液循环的速度与程度（   ）

  A. μm   B. kPa
  C. cm^{-1} D. mm^2/s
  E. Pa·s

74. 波数的单位符号为（   ）
75. 压力的单位符号为（   ）
76. 运动黏度的单位符号为（   ）
77. 动力黏度的单位符号为（   ）

  A. 伐昔洛韦   B. 阿奇霉素
  C. 特非那定   D. 酮康唑
  E. 沙丁胺醇

78. 通过寡肽药物运转体（PEPT1）进行内转运的药物是（   ）
79. 对 hERG K^+ 通道具有抑制作用，可诱发遥远性心律失常的是（   ）

  A. 酚酞   B. 结晶紫
  C. 麝香草酚蓝   D. 邻二氮菲
  E. 碘化钾－淀粉

80. 剩余碘量法中所用的指示液为（   ）
81. 非水碱量法中所用的指示液为（   ）
82. 铈量法中所用的指示液为（   ）
83. 非水酸量法中所用的指示液为（   ）
84. 酸碱滴定法中所用的指示液为（   ）

  A. 药物的分布   B. 物质的膜转运
  C. 药物的吸收   D. 药物的代谢
  E. 药物的排泄

85. 血液循环中的药物或代谢物经机体的排泄器官或分泌器官排出体外的过程是（   ）
86. 物质通过生物膜的现象称为（   ）
87. 由给药部位进入血液循环的过程是（   ）
88. 不论哪种给药途径，药物进入血液后，再随血液运至机体各组织的是（   ）
89. 药物在吸收过程或进入体循环后，受体内酶系统的作用，结构发生转变的过程称为（   ）

  A. 褪色反应   B. 双缩脲反应
  C. 亚硒酸反应   D. 甲醛－硫酸试液的反应
  E. Vitali 反应

90. 鉴别盐酸麻黄碱时会出现（   ）
91. 鉴别硫酸阿托品时会出现（   ）
92. 鉴别司可巴比妥钠时会出现（   ）
93. 鉴别盐酸吗啡时会出现（   ）

    A. 滤过   B. 简单扩散
    C. 易化扩散   D. 主动转运
    E. 膜动转运

94. 借助载体，由膜的高浓度一侧向低浓度一侧转运，不消耗能量的药物转运方式是（   ）
95. 扩散速度取决于膜两侧药物的浓度梯度、药物的脂水分配系数及药物在膜内扩散速度的药物转运方式是（   ）
96. 借助载体或酶促系统，消耗机体能量，从膜的低浓度一侧向高浓度一侧转运的药物转运方式是（   ）

    A. PEG6000   B. 水
    C. 液体石蜡   D. 硬脂酸
    E. 石油醚

97. 滴丸剂的水溶性基质常用的是（   ）
98. 滴丸剂的脂溶性基质常用的是（   ）

    A. 氯氟烷烃   B. 丙二醇
    C. PVP   D. 枸橼酸钠
    E. PVA

99. 气雾剂中的抛射剂（   ）
100. 气雾剂中的潜溶剂（   ）

三、C 型题（综合分析选择题。共 3 道大题，每道大题分别包含 3、3、4 小题，共 10 题，每题 1 分。每题的备选答案中只有一个最佳答案）

维生素 C 注射液
【处方】维生素 C   104g
        依地酸二钠   0.05g
        碳酸氢钠   49g
        亚硫酸氢钠   2g
        注射用水加至 1000mL

101. 维生素 C 注射液中由于（   ）的加入调节了 pH，可增强本品的稳定性。
    A. 维生素 C   B. 依地酸二钠

C. 碳酸氢钠 D. 亚硫酸氢钠
E. 注射用水

102. 对维生素 C 注射液的表述错误的是( )
    A. 肌内或静脉注射
    B. 维生素 C 显强酸性，注射时刺激性大会产生疼痛
    C. 采取充填惰性气体祛除空气中的氧等措施防止氧化
    D. 操作过程应尽量在无菌条件下进行
    E. 配制时使用的注射用水需用氧气饱和

103. 维生素 C 注射液可用于( )的辅助治疗。
    A. 急慢性传染性疾病 B. 坏血病
    C. 慢性铁中毒 D. 特发性高铁血红蛋白症
    E. 白血病

患者，女，45 岁，近日出现情绪低落、郁郁寡欢、愁眉苦脸，不愿和周围人接触交往，悲观厌世、眨眼障碍、乏力、食欲减退。

104. 根据其病情表现，该患者可能患有( )
    A. 自闭症 B. 失眠症
    C. 抑郁症 D. 帕金森病
    E. 焦虑障碍

105. 根据诊断结果，可选用的治疗药物是( )
    A. 地西泮 B. 氯丙嗪
    C. 加兰他敏 D. 丁螺环酮
    E. 阿米替林

106. 该药的作用结构（母核）特征是( )
    A. 二苯并环庚二烯 B. 二苯并氮䓬
    C. 苯二氮䓬 D. 苯并呋喃
    E. 含有吩噻嗪

两性霉素 B 脂质体冻干制品
【处方】两性霉素 B   50mg
    氢化大豆卵磷脂（HSPC）213mg
    胆固醇（Chol）   52mg
    二硬脂酰磷脂酰甘油（DSPG） 84mg
    α-维生素 E   640mg
    蔗糖   1000mg
    六水琥珀酸二钠   30mg

107. 两性霉素 B 脂质体冻干制品处方中的氢化大豆卵磷脂（HSPC）与二硬脂酰磷脂酰甘油为脂质体( )

A. 骨架材料 B. 控释膜材料
C. 压敏胶 D. 背衬材料
E. 防黏材料

108. 两性霉素 B 脂质体冻干制品处方中的抗氧化剂是( )
    A. 两性霉素 B B. 胆固醇（Chol）
    C. α-维生素 E D. 蔗糖
    E. 六水琥珀酸二钠

109. 两性霉素 B 脂质体冻干制品处方中的缓冲剂是( )
    A. 两性霉素 B B. 胆固醇（Chol）
    C. α-维生素 E D. 蔗糖
    E. 六水琥珀酸二钠

110. 两性霉素 B 脂质体冻干制品的临床适应证不包括( )
    A. 败血症 B. 高血压
    C. 心内膜炎 D. 脑膜炎
    E. 腹腔感染

四、X 型题（多项选择题。共 10 题，每题 1 分。每题的备选答案中有 2 个或 2 个以上正确，少选或多选均不得分）

111. 调敷法是用( )等液体将散剂调制成糊状敷于患处。
    A. 蜂蜜 B. 茶
    C. 黄酒 D. 牛奶
    E. 香油

112. 片剂包衣的主要目的和效果包括( )
    A. 掩盖药物枯萎或不良气味，改善用药顺应性
    B. 防潮，遮光，增加药物稳定性
    C. 用于隔离药物，避免药物间配伍变化
    D. 控制药物在胃肠道的释放部位
    E. 改善外观，提高流动性和美观度

113. 属于受体信号转导第二信使的有( )
    A. 环磷酸腺苷（cAMP） B. 环磷酸鸟苷（cGMP）
    C. 钙离子（Ca^{2+}） D. 一氧化氢（NO）
    E. 乙酰胆碱（ACh）

114. 碘量法根据滴定的方式不同可分为( )
    A. 直接碘量法 B. 置换碘量法
    C. 剩余碘量法 D. 空白碘量法
    E. 对照碘量法

115. 下列关于油脂性基质的叙述正确的是( )
    A. 可可豆脂具有多晶型

B. 可可豆脂为天然产物，其化学组成为脂肪酸甘油酯
C. 半合成脂肪酸甘油酯具有适宜的熔点，易酸败
D. 半合成脂肪酸甘油酯为目前取代天然油脂的较理想的栓剂基质
E. 可可豆脂是一种固体脂肪

116. 根据对药物溶解度和释放模式的不同需求，可以把胶囊剂制备成（　　）
    A. 硬胶囊　　　　　　　　B. 软胶囊
    C. 肠溶胶囊　　　　　　　D. 缓释胶囊
    E. 控释胶囊

117. 撒敷法是将外用散直接撒布于患处，调敷法则需用（　　）等液体将散剂调制成糊状敷于患处。
    A. 蜂蜜　　　　　　　　　B. 茶
    C. 黄酒　　　　　　　　　D. 牛奶
    E. 香油

118. 混悬剂的特点包括（　　）
    A. 有助于难溶性药物制成液体制剂，并提高药物的稳定性
    B. 混悬剂中的药物以液体的形式存在，可以提高药物的稳定性
    C. 相比于固体制剂更加便于服用
    D. 混悬液属于粗分散体，可以掩盖药物的不良气味
    E. 产生长效作用，混悬剂中的难溶性药物的溶解度低，从而导致药物的溶出速度低，达到长效作用

119. 药物的协同作用包括（　　）
    A. 增敏作用　　　　　　　B. 脱敏作用
    C. 增强作用　　　　　　　D. 相加作用
    E. 拮抗作用

120. 下列各项中，有关乳剂特点的说法正确的有（　　）
    A. 乳剂中液滴的分散度很大，药物吸收快、药效发挥快及生物利用度高
    B. O/W 型乳剂可掩盖药物的不良气味，并可以加入矫味剂
    C. 彻底清除药物的刺激性及毒副作用
    D. 可增加难溶性药物的溶解度，提高药物的稳定性
    E. 外用乳剂可改善药物对皮肤、黏膜的渗透性

模拟试卷（一）参考答案及解析

一、A 型题

1.【试题答案】　A

【试题解析】本题考查要点是"药源性疾病的防治"。
药源性疾病的防治措施如下：
（1）加强认识，慎重用药。
（2）加强管理。

(3) 加强临床药学服务。

(4) 坚持合理用药：①要明确诊断，依据病情和药物适应证，正确选用药物。②根据治疗对象的个体差异、生理特点及药学知识，研究给药方案是否合理，有无药物相互作用及配伍禁忌。③监督患者的用药行为，观察药物疗效和不良反应，及时调整治疗方案和处理不良反应。④要慎重使用新药，应全面查阅有关资料，密切观察药效及药物毒性，以及患者肝、肾功能状态，实行个体化用药。⑤根据病情缓急、用药目的及药物性质，确定给药剂量、给药时间、给药方法及疗程。⑥尽量减少联合用药。⑦药师、护士发放药物应做到"三查七对"，避免发错药物。

(5) 加强医药科普教育。

(6) 加强药品不良反应监测报告制度。

因此，本题的正确答案为 A。

2.【试题答案】　A

【试题解析】本题考查要点是"药物流行病学的主要任务"。药物流行病学的具体任务包含五个方面：药品上市前临床试验的设计和上市后药品有效性再评价、上市后药品的不良反应或非预期作用的监测、国家基本药物的遴选、药物利用情况的调查研究、药物经济学研究。因此，本题的正确答案为 A。

3.【试题答案】　A

【试题解析】本题考查要点是"阿片类药物的依赖性治疗"。阿片类药物的依赖性治疗包括：美沙酮替代治疗、可乐定治疗、东莨菪碱综合戒毒法、预防复吸、心理干预和其他疗法。而昂丹司琼用于可卡因和苯丙胺类依赖性的治疗。因此，本题的正确答案为 A。

4.【试题答案】　C

【试题解析】本题考查要点是"氯丙嗪化学名称"。氯丙嗪化学结构名是 2 – 氯 – N,N – 二甲基 – 10H – 吩噻嗪 – 10 – 丙胺。因此，本题的正确答案是 C。

5.【试题答案】　B

【试题解析】本题考查要点是"对乙酰氨基酚的特点"。对乙酰氨基酚分子中具有酰胺键，相对稳定。贮藏不当时可发生水解，产生对氨基酚。因此，本题的正确答案为 B。

6.【试题答案】　B

【试题解析】本题考查要点是"解热、镇痛药——阿司匹林的作用"。解热、镇痛药主要有水杨酸类和乙酰苯胺类。

水杨酸药物主要有阿司匹林、贝诺酯。阿司匹林分子中含有羧基而呈弱酸性，其 pK_a 为 3.49。因此，可以在 NaOH 或 Na_2CO_3 溶液中溶解。分子中具有酯键可水解，产生水杨酸，其分子中由于含有酚羟基，在空气中久置，易被氧化成一系列淡黄、红棕甚至深棕色的醌型有色物质，而使阿司匹林成品变色。阿司匹林分子中的羧酸基团是产生解热镇痛活性的必要结构药效团，若改变阿司匹林分子中的羧基和羟基的邻位关系，可使活性消失；在其分子中苯环的 5 位引入芳环，可使其抗炎活性增加。阿司匹林为环氧化酶（COX）的不可逆抑制剂，可以使 COX 发生乙酰化反应而失去活性，从而阻断前列腺素等内源性致热致炎物质的生物合成，起到解热、镇痛、抗炎的作用。本品在阻断前列腺素生物合成的同时，也可减少血小板血栓素 A2 的生成，起到抑制血小板凝聚和防止血栓形成的作用。因此，本题的正确答案为 B。

7.【试题答案】 D

【试题解析】本题考查要点是"药物副作用的概念"。副作用或副反应是指在药物按正常用法用量使用时，出现的与治疗目的无关的不适反应。因此，本题的正确答案为 D。

8.【试题答案】 C

【试题解析】本题考查要点是"色甘酸钠的作用"。色甘酸钠是肥大细胞的稳定剂，其为含有凯琳结构的苯并吡喃的双色酮，两个色酮对于活性来说是必需的，且必须保持共平面，失去其平面性，就失去活性，连接两个色酮的碳链不应超过 6 个碳，色甘酸钠在肺部的吸收约为 8%，在眼部约为 0.07%，在胃肠道为 1%。这就是采用气雾剂的原因，色甘酸钠 $t_{1/2}$ 为 80 分钟。以原形排出，50%通过肾脏排泄，50%通过胆汁，体内无蓄积。口服本品仅能吸收 0.5%。临床上用于预防支气管哮喘，对正在发作的哮喘无效。因此，本题的正确答案为 C。

9.【试题答案】 E

【试题解析】本题考查要点是"半数有效量的概念"。半数有效量是指引起 50% 阳性反应（质反应）或 50% 最大效应（量反应）的浓度或剂量，分别用半数有效量（ED_{50}）及半数有效浓度（EC_{50}）表示。因此，本题的正确答案为 E。

10.【试题答案】 B

【试题解析】本题考查要点是"常用钠通道阻滞剂的作用"。根据对钠离子通道阻滞程度的不同，将钠通道阻滞剂分为 IA、IB、IC 三类。

IA 类抗心律失常药对钠离子通道具有适度的阻滞能力。奎尼丁是 IA 类抗心律失常药。奎尼丁是从金鸡纳树皮中提炼出来的生物碱，是抗疟药物奎宁的立体异构体。奎尼丁分子中有两个氮原子，其中，喹啉环上氮原子碱性强，可制成硫酸盐、葡萄糖酸盐、聚半乳糖醛酸盐等，口服用药易吸收。

IB 类抗心律失常药对钠离子通道具有轻度的阻滞能力。美西律是 IB 类抗心律失常药，美西律的化学结构与利多卡因类似，以醚键代替了利多卡因的酰胺键，稳定性更好。其抗心律失常的作用和局部麻醉作用与利多卡因相同。主要用于急、慢性心律失常，如室性早搏、室性心动过速，心室纤颤及洋地黄中毒引起的心律失常。

IC 类抗心律失常药对钠离子通道具有强大的阻滞能力，能减低去极化最大速率，对 APD 无影响。普罗帕酮是 IC 类抗心律失常药，具有 R、S 两个旋光异构体，它们在药效和药动学方面存在着显著的差异。两者均有钠通道阻滞作用，在阻断 β 受体方面，S-型异构体活性是 R-型的 100 倍，S-型普罗帕酮与受体存在着三点结合，即铵基正离子、苯环平面区和侧链羟基氢键的结合，而 R-型不能形成氢键结合，因此活性低于 S-型构型。普罗帕酮的代谢物主要为 5-羟基普罗帕酮和 N-去丙基普罗帕酮，均有生理活性。因此，本题的正确答案为 B。

11. 【试题答案】 E

【试题解析】本题考查要点是"新药Ⅳ期临床试验的目的"。Ⅳ期临床试验：为批准上市后的监测，也叫售后调研（post-marketing surveillance），是受试新药上市后在社会人群大范围内继续进行的安全性和有效性评价，在广泛、长期使用的条件下考察其疗效和不良反应，该期对最终确立新药的临床价值有重要意义。因此，本题的正确答案为E。

12. 【试题答案】 A

【试题解析】本题考查要点是"苯二氮䓬类镇静催眠药物的结构特征"。苯二氮䓬类镇静催眠药物的化学结构含有A、B、C三个环，其基本结构药物为地西泮。

（1）A环：苯二氮䓬A环上7-位的取代基的性质对生物活性影响较大。当7位引入吸电子取代基时，药物活性明显地增强，吸电子越强，作用越强，其次序为 $NO_2 > Br > CF_3 > Cl$，如硝西泮和氯硝西泮活性均比地西泮强。

（2）B环：地西泮体内代谢时在3位上引入羟基可以增加其分子的极性，易于与葡萄糖醛酸结合排出体外。但3位羟基衍生物可保持原有药物的活性，临床上较原药物更加安全，3位羟基的药物如奥沙西泮。

（3）C环：5位上的苯环取代是产生药效的重要基团之一。无苯基取代的化合物没有镇静催眠活性。5位苯环的2′位引入体积小的吸电子基团如F、Cl可使活性增强。如氟西泮（氟安定）和氟地西泮等。

在1,4-苯二氮䓬的1,2位并上三唑环，不仅可使代谢稳定性增加，而且提高了与受体的亲和力，活性显著增加。如艾司唑仑、阿普唑仑和三唑仑，活性均比地西泮强几十倍。

因此，本题的正确答案为A。

13. 【试题答案】 A

【试题解析】本题的考查要点是"遇光易变质，需避光保存的药物"。药物的氧化过程与化学结构有关，如酚类、烯醇类、芳胺类、吡唑酮类、噻嗪类药物较易氧化。酚类药物分子中具有酚羟基，如肾上腺素、左旋多巴、吗啡、水杨酸钠等。因此，本题的正确答案是A。

14. 【试题答案】 D

【试题解析】本题考查要点是"药品质量标准中药物的近似溶解度概念"。溶解度是药品的一种物理性质，可供精制或制备溶液时参考。在标准中使用近似溶解度，以"极易溶解""易溶""溶解""略溶""微溶""极微溶解""几乎不溶或不溶"等术语表示。"本品在甲醇中易溶"系指阿司匹林1g能在甲醇1mL至不到10mL中溶解；"在三氯甲烷或乙醚中溶解"系指阿司匹林1g能在三氯甲烷或乙醚10mL至不到30mL中溶解；"在水或无水乙醚中微溶"系指阿司匹林1g能在水或无水乙醚100mL至不到1000mL中溶解。因此，本题的正确答案为D。

15. 【试题答案】 C

【试题解析】本题考查要点是"药物的化学鉴别法"。维生素 B_1 在碱性条件下与铁氰化钾反应生成具有蓝色荧光的硫色素。因此，本题的正确答案为C。

16. 【试题答案】 C

【试题解析】本题考查要点是"抗痛风药——别嘌醇"。别嘌醇是通过抑制黄嘌呤氧化酶来抑制尿酸生成的药物，口服后在胃肠道内吸收完全，$t_{1/2}$ 约为 14~28 小时，由肾脏排出。别嘌醇经肝脏代谢，约有 70% 的量代谢为有活性的别黄嘌呤。别黄嘌呤对黄嘌呤氧化酶也有抑制作用，半衰期比别嘌醇更长。该活性代谢物所起的作用是别嘌醇作用的一个重要组成部分，能够使尿酸的生物合成减少，降低血中尿酸的浓度，减少尿酸盐在骨、关节及肾脏的沉着。口服后 2~6 小时血药浓度可达峰值，24 小时血尿酸浓度就开始下降，而在 2~4 周时下降最为明显。因此，本题的正确答案为 C。

17. 【试题答案】 C

【试题解析】本题考查要点是"药物经皮渗透速率"。药物经皮渗透速率与药物理化性质有关，脂溶性大的药物，即脂水分配系数大的药物容易分配进入角质层，因而透皮速率大。因此，本题的正确答案为 C。

18. 【试题答案】 D

【试题解析】本题考查要点是"降血糖药的种类"。口服糖尿病治疗药物主要有胰岛素分泌促进剂、胰岛素增敏剂、α-葡萄糖苷酶抑制剂、醛糖还原酶抑制剂。因此，本题的正确答案为 D。

19. 【试题答案】 D

【试题解析】本题考查要点是"热原的除去方法"。根据热原的基本性质和可能被污染的途径，除去药液中的热原可从以下两个方面着手。

（1）除去药液或溶剂中热原的方法：①吸附法；②离子交换法；③凝胶滤过法；④超滤法；⑤反渗透法；⑥其他方法。

（2）除去容器或用具上热原的方法：①高温法；②酸碱法。

因此，本题的正确答案为 D。

20. 【试题答案】 B

【试题解析】本题考查要点是"胶囊剂的局限性"。除了胶囊剂的优点外，从药物稳定性、制备工艺和经济效应方面考虑，胶囊剂还存在很多局限性。

（1）胶囊壳多以明胶为原料制备，受温度和湿度影响较大。以湿度为例，相对湿度较低易导致胶囊壳龟裂、减重；相对湿度较高胶囊壳易变形、增重。因此在制备、贮存时应该妥善处理。

（2）生产成本相对较高。胶囊剂是把药物制备成粉末、颗粒、小片、小丸等后，填充于囊壳中。相比于上述几种剂型，其增加了制备的工艺程序和生产成本。

（3）婴幼儿和老人等特殊群体，口服此剂型的制剂有一定困难。

（4）胶囊剂型对内容物具有一定的要求，一些药物不适宜制备成胶囊剂。例如：①会导致囊壁溶化的水溶液或稀乙醇溶液药物；②会导致囊壁软化的风化性药物；③会导致囊壁脆裂的强吸湿性的药物；④导致明胶变性的醛类药物；⑤会导致囊材软化或溶解的含有挥发性、小分子有机物的液体药物；⑥会导致囊壁变软的 O/W 型乳剂药物。

因此，本题的正确答案为 B。

21. 【试题答案】 A

【试题解析】本题考查"物理与化学配伍变化的举例"。选项A氯霉素与葡萄糖不会发生什么化学反应，所以析出的沉淀是因为溶解度的变化，属于物理学配伍变化。因此，本题的正确答案是A。

22. 【试题答案】 C

【试题解析】本题考查要点是"《中国药典》中的含量或效价测定"。含量或效价测定是指用规定的方法测定药物中有效成分的含量或生物效价。因此，本题的正确答案为C。

23. 【试题答案】 A

【试题解析】本题考查要点是"抗生素微生物检定法"。《中国药典》采用抗生素微生物检定法测定硫酸庆大霉素的含量：精密称取本品适量，加灭菌水定量制成每1mL中含1000单位的溶液，照抗生素微生物检定法的管碟法或浊度法测定。可信限率不大于7%。1000庆大霉素单位相当于1mg庆大霉素。因此，本题的正确答案为A。

24. 【试题答案】 C

【试题解析】本题考查要点是"紫外-可见分光光度法的应用"。盐酸氯丙嗪用盐酸溶液（9→1000）制成每1mL含5μg的溶液，在254nm与306nm的波长处有最大吸收，在254nm的波长处吸光度约为0.46。因此，本题的正确答案为C。

25. 【试题答案】 E

【试题解析】本题考查要点是"药物代谢第Ⅱ相反应"。药物结构与第Ⅱ相生物转化的规律中，乙酰化反应是含伯氨基（包括脂肪胺和芳香胺）、氨基酸、磺酰胺、肼和酰肼等基团药物或代谢物的一条重要的代谢途径，乙酰化反应是将体内亲水性的氨基结合形成水溶性小的酰胺。乙酰化反应一般是体内外来物的去活化反应。乙酰化反应是在酰基转移酶的催化下进行的，以乙酰辅酶A作为辅酶，进行乙酰基的转移。因此，本题的正确答案为E。

26. 【试题答案】 D

【试题解析】本题考查要点是"吸收系数的概念"。在药品检验中常采用$E_{1cm}^{1\%}$，简称吸收系数，其物理意义为当溶液浓度为1%（1g/100mL）、液层厚度为1cm时，在一定条件（波长、溶剂、温度）下的吸光度。因此，本题的正确答案为D。

27. 【试题答案】 B

【试题解析】本题考查要点是"受体的概念"。受体的概念是Langley和Ehrlich于19世纪末和20世纪初在实验室研究的基础上提出的。1908年，Ehrlich首先提出受体的概念，并指出药物必须与受体进行可逆性或非可逆性结合，方可产生作用。同时也提出受体应具有两个基本特点：其一是具备特异性识别配体或药物并与之相结合的能力；其二是药物与受体结合，所形成的药物-受体的复合物可以产生生物效应，即类似锁与钥匙的特异性关系。

受体是一类介导细胞信号转导功能的大分子蛋白质，能识别周围环境中的某些微量化学物质，首先与之结合，并通过中介的信息放大系统，如细胞内第二信使的放大、分化、整合，触发后续的药理效应或生理反应。因此，本题的正确答案为B。

28.【试题答案】 B

【试题解析】本题考查要点是"阿司匹林的作用"。阿司匹林为环氧化酶（COX）的不可逆抑制剂，可以使 COX 发生乙酰化反应而失去活性，从而阻断前列腺素等内源性致热致炎物质的生物合成，起到解热、镇痛、抗炎的作用。本品在阻断前列腺素生物合成的同时，也可减少血小板血栓素 A2 的生成，起到抑制血小板凝聚和防止血栓形成的作用。因此，本题的正确答案为 B。

29.【试题答案】 D

【试题解析】本题考查要点是"阿托伐他汀的作用机制"。阿托伐他汀的母核是吡咯环，在这类药物的结构中，3,5－二羟基羧酸是产生酶抑制活性的必需结构（药效团），氟伐他汀、阿托伐他汀、瑞舒伐他汀结构中均含有 3,5－二羟基羧酸的结构片段。因此，本题的正确答案是 D。

30.【试题答案】 C

【试题解析】本题考查要点是"熔点测定法的测定方法"。测定方法：《中国药典》采用毛细管测定法，依照待测药物性质的不同，分为三种方法：第一法用于测定易粉碎的固体药品；第二法用于测定不易粉碎的固体药品，如脂肪、脂肪酸、石蜡、羊毛脂；第三法用于测定凡士林或其他类似物质。当各品种项下未注明时，均系指第一法。因此，本题的正确答案为 C。

31.【试题答案】 B

【试题解析】本题考查要点是"化学鉴别法——维生素 B_1 的颜色反应"。维生素 B_1 在碱性条件下与铁氰化钾反应生成具有蓝色荧光的硫色素。因此，本题的正确答案为 B。

32.【试题答案】 A

【试题解析】本题考查要点是"红外分光光度法中的红外吸收光谱图"。红外吸收光谱图中常见的吸收峰按其所体现的结构特征信息可分为官能团区（$4000cm^{-1} \sim 1300cm^{-1}$）和指纹区（$1300cm^{-1} \sim 400cm^{-1}$）。因此，本题的正确答案为 A。

33.【试题答案】 E

【试题解析】本题考查要点是"药物的作用机制"。药物的作用是药物小分子与机体生物大分子之间的相互作用，引起的机体生理生化功能改变。药物作用机制是研究药物如何与机体细胞结合而发挥作用的，药物与机体结合的部位就是药物作用的靶点。已知药物作用靶点涉及受体、酶、离子通道、核酸、免疫系统、基因等。此外，有些药物通过理化作用或补充体内所缺乏的物质而发挥作用。因此，本题的正确答案为 E。

34.【试题答案】 C

【试题解析】本题考查要点是"片剂崩解剂"。羧甲基淀粉钠为崩解剂；糊精为填充剂；微晶纤维素具有较强的结合力与良好的可压性，亦有"干黏合剂"之称；咀嚼片一般应选择甘露醇、山梨醇、蔗糖等水溶性辅料作填充剂和黏合剂；羟丙纤维素可作粉末直接压片黏合剂。因此，本题的正确答案为 C。

35. 【试题答案】 D

【试题解析】本题考查要点是"药品的不良反应——变态反应"。变态反应是指机体受药物刺激所发生异常的免疫反应，引起机体生理功能障碍或组织损伤，又称为过敏反应，某些药物如抗生素、磺胺类、碘、阿司匹林等低分子化学物质，具有半抗原性质，能与高分子载体蛋白结合成完全抗原。某些生物制品则是全抗原，从而引起变态反应，如过敏性休克、溶血性贫血、血清病、接触性皮炎、药物热、移植性排斥反应等。因此，本题的正确答案为 D。

36. 【试题答案】 B

【试题解析】本题考查要点是"药品的不良反应——特异质反应"。特异质反应也称特异性反应：是因先天性遗传异常，少数病人用药后发生与药物本身药理作用无关的有害反应。该反应和遗传有关，与药理作用无关。大多是由于机体缺乏某种酶，药物在体内代谢受阻所致反应。如假性胆碱酯酶缺乏者，应用琥珀胆碱后，由于延长了肌肉松弛作用而常出现呼吸暂停反应。因此，本题的正确答案为 B。

37. 【试题答案】 D

【试题解析】本题考查要点是"药品的不良反应——副作用"。副作用或副反应是指在药物按正常用法用量使用时，出现的与治疗目的无关的不适反应。副作用是药物固有的药理学作用所产生的，是由于药物的选择性低、作用广泛引起的，副作用一般反应较轻微，多数可以恢复。因此，本题的正确答案为 D。

38. 【试题答案】 B

【试题解析】本题考查要点是"药品检验的程序与项目——取样"。

取样的件数因产品批量的不同而不同。设药品包装（如箱、桶、袋、盒等）总件数为 n，当 $n \leq 3$ 时，应每件取样；当 $3 < n \leq 300$ 时，取样的件数应为 $\sqrt{n}+1$；当 $n > 300$ 时，按 $\sqrt{n}/2+10$ 的件数取样。

所抽取的样品应真实并具有代表性，取样方法应具有科学性。除另有规定外，一般为多部位等量取样，混合后作为样品进行检验。一次取得的样品至少可供 3 次检验用。

取样时必须填写取样记录，取样容器和被取样包装上均应贴上标签。

因此，本题的正确答案为 B。

39. 【试题答案】 E

【试题解析】本题考查要点是"《中国药典》的构成"。《中国药典》标准体系构成包括：凡例与正文及其引用的通则三部分。

"凡例"系对本版药典收载的正文，通则，名称及编排，项目与要求，检验方法和限度，标准品与对照品，计量，精确度，试药、试液、指示剂，动物试验，说明书、包装和标签等内容的定义、检测方法与要求的统一规定。

通则主要收载制剂通则、通用方法/检测方法和指导原则。编码以"XXYY"4 位阿拉伯数字表示：其中 XX 为类别、YY 为亚类及条目。

正文为药品标准的主体，其内容根据品种和剂型不同，按顺序可分别列有：品名（包括中文名、汉语拼音与英文名)、有机药物的结构式、分子式与分子量、来源或有机药物的化学名称、含量或效价规定、处方、制法、性状、鉴别、检查、含量或效价测定、类别、规格、贮藏、制剂及杂质信息等。

因此,本题的正确答案为 E。

40.【试题答案】 C

【试题解析】本题考查要点是"亚硝酸钠滴定法"。亚硝酸钠滴定法指示终点的方法有:电位法、永停滴定法、内指示剂法和外指示剂法。《中国药典》采用永停滴定法指示终点。因此,本题的正确答案为 C。

二、B 型题

41~44.【试题答案】 C、E、D、B

【试题解析】本组题考查要点是"苯二氮䓬类镇静催眠药物的作用"。苯二氮䓬类镇静催眠药物的化学结构含有 A、B、C 三个环,其基本结构药物为地西泮。

(1) A 环:苯二氮䓬 A 环上 7 - 位的取代基的性质对生物活性影响较大。当 7 位引入吸电子取代基时,药物活性明显地增强,吸电子越强,作用越强,其次序为 $NO_2 > Br > CF_3 > Cl$,如硝西泮和氯硝西泮活性均比地西泮强。

(2) B 环:地西泮体内代谢时在 3 位上引入羟基可以增加其分子的极性,易于与葡萄糖醛酸结合排出体外。但 3 位羟基衍生物可保持原有药物的活性,临床上较原药物更加安全,3 位羟基的药物如奥沙西泮。

(3) C 环:5 位上的苯环取代是产生药效的重要基团之一。无苯基取代的化合物没有镇静催眠活性。5 位苯环的 2′位引入体积小的吸电子基团如 F、Cl 可使活性增强。如氟西泮(氟安定)和氟地西泮等。

在 1,4 - 苯二氮䓬的 1,2 位并上三唑环,不仅可使代谢稳定性增加,而且提高了与受体的亲和力,活性显著增加。如艾司唑仑、阿普唑仑和三唑仑,活性均比地西泮强几十倍。

45~48.【试题答案】 A、B、C、E

【试题解析】本组题考查要点是"药效学的相关概念"。

(1) 最小有效量是指引起药理效应的最小药量,也称阈剂量。

(2) 效价强度是指用于作用性质相同的药物之间的等效剂量或浓度的比较,是指能引起等效反应(一般采用50%效应量)的相对剂量或浓度,其值越小则强度越大。

(3) 在效应大约16%至84%区域,量效曲线几乎呈一直线,其与横坐标夹角的正切值,称为量效曲线的斜率。斜率大的药物,药量微小的变化,即可引起效应的明显改变;反之亦然。斜率大小在一定程度上反映了临床用药的剂量安全范围。

(4) 半数有效量是指引起 50% 阳性反应(质反应)或 50% 最大效应(量反应)的浓度或剂量,分别用半数有效量(ED_{50})及半数有效浓度(EC_{50})表示。

49~52.【试题答案】 C、A、E、B

【试题解析】本组题考查要点是"各种消化系统疾病用药的作用"。

(1) 胃动力药,也称为促动力药,是促使胃肠道内容物向前移动的药物,临床上用于治疗胃肠道动力障碍的疾病，如反流症状，反流性食管炎，消化不良，肠梗阻等临床上的常见病。促动力药是近年来发展起来的一类药物。现常用的有多巴胺 D_2 受体拮抗剂甲氧氯普胺，外周性多巴胺 D_2 受体拮抗剂多潘立酮，通过乙酰胆碱起作用的伊托必利和莫沙必利等。

甲氧氯普胺结构与普鲁卡因胺类似，均为苯甲酰胺的类似物，但无局部麻醉和抗心律失常的作用。本品系中枢性和外周性多巴胺 D_2 受体拮抗剂，具有促动力作用和止吐的作用，是第一个用于临床的促动力药。本品有中枢神经系统的副作用（锥体外系症状），常见嗜睡和倦怠。

（2）质子泵抑制剂抗溃疡药物的分子由吡啶环、1-亚磺酰基、苯并咪唑环三个部分组成。主要代表药物有奥美拉唑、兰索拉唑、泮托拉唑和雷贝拉唑钠等。

奥美拉唑具弱碱性和弱酸性，稳定性较差，需低温避光保存。奥美拉唑分子具较弱的碱性，可集中于强酸性的壁细胞泌酸小管口，酸质子对苯并咪唑环上 N 原子的催化，通过发生重排、共价结合和解除结合等一系列的反应，称为奥美拉唑循环或前药循环，发挥作用。奥美拉唑体内在肝脏代谢，在苯并咪唑环 6 位上羟基化后，进一步与葡萄糖醛酸结合的产物；两个甲氧基氧化脱甲基的代谢产物；吡啶环上甲基羟基化的代谢产物，及进一步氧化生成二羧酸的代谢产物；还有少数成砜或硫醚的产物。在肝脏代谢后，很快通过肾脏排出。

奥美拉唑的 S 和 R 两种光学异构体疗效一致。但药物代谢选择性却有所区别。R-（+）-奥美拉唑的 5 位甲基被药物代谢酶 CYP_2C_{19} 羟基化而失活；S-（-）-异构体则主要被同工酶 CYP_3A_4 作用。它的体内清除率大大低于 R-（+）-异构体。奥美拉唑 S-（-）-异构体称为埃索美拉唑，现已上市，埃索美拉唑在体内的代谢更慢，并且经体内循环更易重复生成，导致血药浓度更高，维持时间更长，其疗效和作用时间都优于奥美拉唑。

（3）多潘立酮为较强的外周性多巴胺 D_2 受体拮抗剂，极性较大，不能透过血脑屏障，故较少甲氧氯普胺的中枢神经系统的副作用（锥体外系症状），其止吐活性也较甲氧氯普胺小。多潘立酮的蛋白结合率为 90%，消除的半衰期为 7.5 小时，多潘立酮几乎全部在肝内代谢，经 CYP_3A_4 代谢生成 N-去烃基化物。经 CYP_3A_4、CYP_1A_2 和 CYP_2E_1 代谢生成羟基化物。其代谢物基本无活性。

（4）临床上使用的组胺 H_2 受体拮抗剂主要有西咪替丁、雷尼替丁、法莫替丁、尼扎替丁以及罗沙替丁。

西咪替丁的化学结构由咪唑五元环、含硫醚的四原子链和末端取代胍三个部分构成。西咪替丁饱和水溶液呈弱碱性。有 A、B、C、Z、H 等多种晶型，这些不同晶型的产品物理常数不同。从有机溶剂中可得 A 型晶，熔点 139℃～144℃，其生物利用度及疗效最佳。

西咪替丁分子具有较大的极性，脂水分配系数小。pK_a 值 6.8，在酸性条件下，主要以质子化形式存在。口服吸收良好，药物口服吸收后，在肝脏经过首过效应，生物利用度为静脉注射量的 50%。服用药物的大部分以原形随尿排出。服药后 2 小时排出剂量的 40%～50%。主要代谢产物为硫氧化物，也有少量咪唑环上甲基被氧化为羟甲基化合物。

53~56.【试题答案】　D、C、A、E

【试题解析】本组题考查要点是"非水溶液滴定法的相关知识"。非水溶液滴定法：非水溶液滴定法是在非水溶剂中进行的滴定分析方法。在非水溶剂中，药物的相对酸碱性得以提高，使在水中不能进行完全的滴定反应能够顺利进行。非水溶液滴定法包括非水碱量法和非水酸量法。

（1）非水碱量法：非水碱量法通常是以冰醋酸或冰醋酸－醋酐为溶剂，用高氯酸的冰醋酸溶液为滴定液（浓度为 0.1mol/L）滴定，以结晶紫或电位法指示滴定终点的一类方法，在药品检验的含量测定中应用广泛。

非水碱量法主要用于测定有机弱碱及其氢卤酸盐、硫酸盐、磷酸盐、有机酸盐，以及有机酸的碱金属盐等药物。如地西泮、肾上腺素、盐酸麻黄碱、氢溴酸东莨菪碱、硫酸阿托品、硫酸奎宁、马来酸氯苯那敏、重酒石酸去甲肾上腺素、水杨酸钠、枸橼酸钾等药物的含量测定。

有机碱的氢卤酸盐由于氢卤酸的酸性较强，往往能够使滴定反应进行不完全。因此，在用高氯酸滴定液滴定之前，有时应先加入醋酸汞试液 3~5mL，使形成难电离的卤化汞，以消除氢卤酸对滴定的干扰，然后再用高氯酸滴定液滴定。

（2）非水酸量法：非水酸量法通常是以乙二胺或二甲基甲酰胺为溶剂，用甲醇钠为滴定液，麝香草酚蓝作指示剂的非水溶液滴定法。非水酸量法主要用于测定有机弱酸或显酸性的酰亚胺类药物，如《中国药典》采用非水酸量法测定乙琥胺的含量。

57～59.【试题答案】B、D、A

【试题解析】本题考查要点是"临床药理学研究"。

（1）Ⅰ期临床试验：为人体安全性评价试验，一般选 20~30 例健康成年志愿者，观察人体对于受试药的耐受程度和人体药动学特征，为制定临床研究的给药方案提供依据。

（2）Ⅱ期临床试验：为初步药效学评价试验，采用随机、双盲、对照试验，完成例数大于 100 例，对受试药的有效性和安全性做出初步评价，推荐临床给药剂量。

（3）Ⅲ期临床试验：为扩大的多中心临床试验，试验应遵循随机、对照的原则，进一步评价受试药的有效性、安全性、利益与风险。完成例数大于 300 例，为受试药的新药注册申请提供依据。

（4）Ⅳ期临床试验：为批准上市后的监测，也叫售后调研，是受试新药上市后在社会人群大范围内继续进行的安全性和有效性评价，在广泛、长期使用的条件下考察其疗效和不良反应，该期对最终确立新药的临床价值有重要意义。

60～64.【试题答案】 B、E、D、A、C

【试题解析】本组题考查要点是"药品不良反应"。

（1）副作用或副反应：副作用是指在药物按正常用法用量使用时，出现的与治疗目的无关的不适反应。副作用是药物固有的药理学作用所产生的，是由于药物的选择性低、作用广泛引起的，副作用一般反应较轻微，多数可以恢复。例如阿托品用于解除胃肠痉挛时，会引起口干、心悸、便秘等副作用；而当用于麻醉前给药时，其抑制腺体分泌作用可减少呼吸道分泌，则可以防止分泌物阻塞呼吸道及吸入性肺炎的发生，从而成为治疗作用，而减少腺体分泌产生的口干又成为副作用。由此可见，有时副作用和治疗作用之间是可以相互转变的。

（2）毒性作用：毒性作用是指在药物剂量过大或体内蓄积过多时发生的危害机体的反应，一般较为严重。毒性反应可以是药理学毒性、病理学毒性和基因毒性。例如，巴比妥类药物过量引起的中枢神经系统过度抑制是药理学毒性引起的，对乙酰氨基酚引起的肝脏损害则是由病理学毒性导致的，而氮芥的细胞毒性作用引起的机体损伤是基因毒性所致。

（3）后遗效应：后遗效应是指在停药后血药浓度已降低至最低有效浓度以下时仍残存

的药理效应。后遗效应可为短暂的或是持久的。如服用苯二氮䓬类镇静催眠药物后，在次晨仍有乏力、困倦等"宿醉"现象；长期应用肾上腺皮质激素，可引起肾上腺皮质萎缩，一旦停药，肾上腺皮质功能低下，数月难以恢复。

（4）变态反应：变态反应是指机体受药物刺激所发生异常的免疫反应，引起机体生理功能障碍或组织损伤，又称为过敏反应，某些药物如抗生素、磺胺类、碘、阿司匹林等低分子化学物质，具有半抗原性质，能与高分子载体蛋白结合成完全抗原。某些生物制品则是全抗原，从而引起变态反应，如过敏性休克、溶血性贫血、血清病、接触性皮炎、药物热、移植性排斥反应等。

（5）特异质反应：也称特异性反应。是因先天性遗传异常，少数病人用药后发生与药物本身药理作用无关的有害反应。该反应和遗传有关，与药理作用无关。大多是由于机体缺乏某种酶，药物在体内代谢受阻所致反应。如假性胆碱酯酶缺乏者，应用琥珀胆碱后，由于延长了肌肉松弛作用而常出现呼吸暂停反应。

65~69.【试题答案】 D、A、E、B、C

【试题解析】本组题考查要点是"药动学方面的药物相互作用"。

（1）患者在口服抗凝血药双香豆素期间加服苯巴比妥，后者使血中双香豆素的浓度下降，抗凝作用减弱，表现为凝血酶原时间缩短。因此，如果这类药物同时合用，必须应用较大剂量才能维持其治疗效应。

（2）合用利福平导致服用口服避孕药者避孕失败。

（3）氯霉素与双香豆素合用，明显加强双香豆素的抗凝血作用，延长出血时间或发生出血。

（4）服用泼尼松控制哮喘发作的患者，在加服苯巴比妥之后，可增加泼尼松的代谢，降低其血药浓度，导致哮喘发作次数增加。

（5）丙磺舒与青霉素二者均为酸性药，同用时可产生相互作用，青霉素主要以原形从肾脏排出，其中有90%通过肾小管主动分泌到肾小管腔，若同时应用丙磺舒，后者竞争性占据酸性转运系统，阻碍青霉素经肾小管的分泌，因而延缓青霉素的排泄使其发挥较持久的效果。

70~73.【试题答案】 B、D、E、A

【试题解析】本组题考查要点是"药动学参数"。

（1）生物利用度（BA）是指药物被吸收进入血液循环的速度与程度。制剂的处方与制备工艺等因素能影响药物的疗效，含有等量相同药物的不同制剂、不同药厂生产的同一种制剂，甚至同一药厂生产的同种制剂的不同批号间的临床疗效都有可能不一样。生物利用度是衡量制剂疗效差异的重要指标。

（2）生物半衰期指药物在体内的量或血药浓度降低一半所需要的时间，常以 $t_{1/2}$ 表示，单位取"时间"。生物半衰期表示药物从体内消除的快慢，代谢快、排泄快的药物，其 $t_{1/2}$ 小；代谢慢，排泄慢的药物，其 $t_{1/2}$ 大。$t_{1/2}$ 是药物的特征参数，不因药物剂型、给药途径或剂量而改变。但消除过程具零级动力学的药物，其生物半衰期随剂量的增加而增加，药物在体内的消除速度取决于剂量的大小。在药物剂型选择与设计、临床用药方法确定等过程中，$t_{1/2}$ 具有非常重要的意义。为了维持疗效，半衰期短的药物需频繁给药。

（3）表观分布容积是体内药量与血药浓度间相互关系的一个比例常数，用"V"表示。它可以设想为体内的药物按血浆浓度分布时，所需要体液的理论容积。

（4）速率常数：药物在体内的吸收、分布、代谢和排泄过程大多属于一级速率过程，即过程的速度与浓度成正比。速率常数用来描述这些过程速度与浓度的关系，它是药动学的特征参数，如表征药物吸收过程的吸收速率常数 k_a，表征药物消除过程的消除速率常数 k 和表征药物在尿中排泄快慢的尿排泄速率常数 k_e。在临床上，针对药物而言，其速率常数越大，表明其体内过程速度越快。速率常数的单位是时间的倒数，如 $\min^{-1}$ 或 h^{-1}。

药物从体内消除的途径有肝脏代谢、经肾脏排泄和胆汁排泄等。药物消除速率常数是代谢速率常数 k_b、排泄速率常数 k_e 及胆汁排泄速率常数 k_{bi} 之和。

（5）清除率是单位时间从体内消除的含药血浆体积，又称为体内总清除率（TBCL），清除率常用"CL"表示。

74~77.【试题答案】 C、B、D、E

【试题解析】本组题考查要点是"《中国药典》凡例中的计量"。"凡例"规定，《中国药典》试验用的计量仪器均应符合国务院质量技术监督部门的规定。《中国药典》采用的法定计量单位的名称和单位符号见下表。

法定计量单位名称和单位符号表

名称	单位
长度	米（m）、分米（dm）、厘米（cm）、毫米（mm）、微米（μm）、纳米（nm）
体积	升（L）、毫升（mL）、微升（μL）
质（重）量	千克（kg）、克（g）、毫克（mg）、微克（μg）、纳克（ng）、皮克（pg）
压力	兆帕（Mpa）、千帕（kPa）、帕（Pa）
动力黏度	帕秒（Pa·s）、毫帕秒（mPa·s）
运动黏度	平方米每秒（m^2/s）、平方毫米每秒（mm^2/s）
波数	厘米的倒数（cm^{-1}）
密度	千克每立方米（kg/m^3）、克每立方厘米（g/m^3）
放射性活度	吉贝可（GBq）、兆贝可（MBq）、千贝可（kBq）、贝可（Bq）

78~79.【试题答案】A、C

【试题解析】本题考查要点是"药物化学结构对药物转运、转运体的影响"。小肠上皮细胞的寡肽药物转运体（PEPT1）是介导药物吸收的摄取性转运体。PEPT1 典型的底物为二肽、三肽类药物，如抗肿瘤药乌苯美司（二肽）。由于β-内酰胺类抗生素、血管紧张素转化酶抑制剂（ACE1）、伐昔洛韦等药物有类似于二肽的化学结构，因此上述药物也是 PEPT1 的底物。目前研究发现，许多药理作用各异、化学结构多样的药物对 hERC K^+ 通道具有抑制作用，可进一步引起 Q-T 间期延长，诱发尖端扭转型室性心动过速，产生心脏不良反应。最常见的主要为心脏疾病用药物，如抗心律失常药、抗心绞痛药和强心药，另外，非心脏疾病用药物中也有许多可抑制 hERG K^+ 通道，如一些抗高血压药、抗精神失常药、抗抑郁药、抗过敏药、抗菌药、局部麻醉药、麻醉性镇痛药、抗震颤麻痹药、抗肿瘤药、止吐药和胃肠动力药等。

80~84.【试题答案】 E、B、D、C、A

【试题解析】本组题考查要点是"滴定分析法中所用指示液的种类"。

（1）剩余碘量法是在供试品（还原性或生物碱类药物）溶液中先加入定量、过量的碘滴定液，待碘与被测组分反应完全后，再用硫代硫酸钠滴定液回滴定剩余的碘，淀粉作指示剂。淀粉指示剂应在近终点时加入。

（2）非水碱量法通常是以冰醋酸或冰醋酸-醋酐为溶剂，用高氯酸的冰醋酸溶液为滴定液（浓度为0.1mol/L）滴定，以结晶紫或电位法指示滴定终点的一类方法，在药品检验的含量测定中应用广泛。

（3）铈量法也称硫酸铈滴定法，是以硫酸铈 $Ce(SO_4)_2$ 为滴定剂，在酸性条件下测定还原性物质的滴定方法。铈量法通常采用邻二氮菲作指示剂。

（4）非水酸量法通常是以乙二胺或二甲基甲酰胺为溶剂，用甲醇钠为滴定液，麝香草酚蓝作指示剂的非水溶液滴定法。非水酸量法主要用于测定有机弱酸或显酸性的酰亚胺类药物，例如《中国药典》采用非水酸量法测定乙琥胺的含量。

（5）酸碱滴定法中，通常采用酸碱指示剂来指示滴定终点的到达。常用的酸碱指示剂有：甲基橙、溴酚蓝、溴甲酚绿、甲基红、溴百里酚蓝、酚红、酚酞、百里酚酞。

85~89.【试题答案】 E、B、C、A、D

【试题解析】本组题考查要点是"药物体内过程基础知识"。

（1）药物进入体循环后向各组织、器官或者体液转运的过程称分布。

（2）生物膜包括细胞膜及各种细胞器的亚细胞膜。物质通过生物膜的现象称为物质的膜转运。

（3）吸收是药物从给药部位进入体循环的过程。

（4）药物在吸收过程或进入体循环后，受体内酶系统的作用，结构发生转变的过程称代谢。

（5）药物及其代谢产物排出体外的过程称排泄。

90~93.【试题答案】 B、E、A、D

【试题解析】本组题考查要点是"化学鉴别法——颜色反应"。

（1）具有氨基醇结构的盐酸麻黄碱可发生双缩脲反应，即在碱性条件下与硫酸铜形成蓝色配位化合物。

（2）含有莨菪酸结构的硫酸阿托品可发生托烷类生物碱的Vitali反应，即与硝酸共热后在醇制氢氧化钾溶液中显深紫色。

（3）具有还原性的药物可使氧化剂还原并发生颜色改变，如司可巴比妥钠可使碘试液褪色，维生素C可使二氯靛酚钠试液褪色。

（4）异喹啉类生物碱吗啡与甲醛-硫酸试液反应（Marquis反应）显紫堇色。

94~96.【试题答案】 C、B、D

【试题解析】本组题考查要点是"药物转运方式"。易化扩散：又称中介转运，是指一些物质在细胞膜载体的帮助下，由膜的高浓度一侧向低浓度一侧转运的过程。简单扩散（simple diffusion）：生物膜为类脂双分子层，脂溶性药物可以溶于脂质膜中，容易穿过细胞膜。对于弱酸或弱碱性药物,这个过程是 pH 依赖性的。在体液 pH 下有部分药物分子可解离成离子型,与非解离型的分子呈平衡状态。未解离的分子型药物脂溶性较大,易通过脂质双分子层;离子型药物脂溶性小,不易透过生物膜。所以解离度小、脂溶性大的药物易吸收。但脂溶性太强时,转运亦会减少。药物的扩散速度取决于膜两侧药物的浓度梯度、药物的脂水分配系数及药物在膜内的扩散速度。药物大多数以这种方式通过生物膜。主动转运(active transport):药物通过生物膜转运时,借助载体或酶促系统,可以从膜的低浓度一侧向高浓度一侧转运,这种过程称为主动转运。

97~98.【试题答案】　　A、D

【试题解析】本组题考查要点是"滴丸剂的常用基质"。

(1)水溶性基质:常用的有聚乙二醇类(聚乙二醇 6000、聚乙二醇 4000 等)、硬脂酸钠、甘油明胶、泊洛沙姆、聚氧乙烯单硬脂酸酯(S-40)等。

(2)脂溶性基质:常用的有硬脂酸、单硬脂酸甘油酯、氢化植物油、虫蜡、蜂蜡等。

99~100.【试题答案】　　A、B

【试题解析】本组题考查要点是"气雾剂的抛射剂与附加剂"。

(1)抛射剂一般可分为氯氟烷烃、氢氟烷烃、碳氢化合物及压缩气体四大类。

(2)常与水形成潜溶剂的有乙醇、丙二醇、甘油和聚乙二醇等。

三、C 型题

101.【试题答案】　　C

【试题解析】本题考查要点是"维生素 C 注射液"。维生素 C 是主药,显强酸性,由于注射时刺激性大,会产生疼痛,故加碳酸氢钠或碳酸钠,中和部分维生素 C 成钠盐,以避免疼痛;同时由于碳酸氢钠的加入调节了 pH,可增强本品的稳定性。维生素 C 容易被氧化,依地酸二钠是金属螯合剂,用来络合金属离子,防止药品被氧化。亚硫酸氢钠是还原剂(抗氧剂),可以防止药品被氧化。因此,本题的正确答案为 C。

102.【试题答案】　　E

【试题解析】本题考查要点是"维生素 C 注射液"。将高纯度的惰性气体 N_2 或 CO_2 通入供配液的注射用水或已配好的药液中,使之饱和以驱尽溶解的氧气。因此,本题的正确答案为 E。

103.【试题答案】　　A

【试题解析】本题考查要点是"维生素 C 注射液临床适应证"。维生素 C 注射液临床适应证:用于治疗坏血病,也可用于各种急慢性传染性疾病及紫癜等辅助治疗;慢性铁中毒的治疗;特发性高铁血红蛋白症的治疗。因此,本题的正确答案为 A。

104.【试题答案】　　C

【试题解析】本题考查要点是"抑郁症的临床表现"。

抑郁症可以表现为单次或反复多次的抑郁发作,抑郁发作的主要表现有:

(1)心境低落:主要表现为显著而持久的情感低落,抑郁悲观。

（2）思维迟缓：主动言语减少，语速明显减慢，声音低沉，对答困难，严重者交流无法顺利进行。

（3）意志活动减退：行为缓慢，生活被动、疏懒，不想做事，不愿和周围人接触交往，常独坐一旁，或整日卧床，闭门独居，疏远亲友，回避社交。

（4）认知功能损害：近事记忆力下降，注意力障碍，反应时间延长，警觉性增高，抽象思维能力差，学习困难，语言流畅性差，空间知觉、眼手协调及思维灵活性等能力减退。

（5）躯体症状：主要有睡眠障碍、乏力、食欲减退、体重下降、便秘、身体任何部位的疼痛、性欲减退、阳痿、闭经等。

根据患者的病情表现诊断该患者可能患有抑郁症。因此，本题的正确答案为C。

105．【试题答案】 E

【试题解析】本题考查要点是"二苯并环庚二烯类——阿米替林"。阿米替林具有双苯并稠环共轭体系，并且侧链含有脂肪族叔胺结构，对日光较敏感，易被氧化，故需避光保存。阿米替林的活性代谢产物去甲替林，抗抑郁作用比丙咪嗪强，可改善患者的情绪。因此，本题的正确答案为E。

106．【试题答案】 A

【试题解析】本题考查要点是"二苯并环庚二烯类——阿米替林"。采用生物电子等排体原理，将二苯并氮䓬药物丙米嗪的氮原子以碳原子取代，并通过双键与侧链相连，便形成二苯并环庚二烯类抗抑郁药。其代表药物是阿米替林。

因此，本题的正确答案为A。

107．【试题答案】 A

【试题解析】本题考查要点是"两性霉素B脂质体冻干制品的骨架材料"。两性霉素为主药，氢化大豆卵磷脂（HSPC）与二硬脂酰磷脂酰甘油为脂质体骨架材料，胆固醇用于改善脂质体膜流动性，提高制剂稳定性。蔗糖配制成溶液用于制备脂质体。维生素E为抗氧化剂，六水琥珀酸二钠用作缓冲剂。因此，本题的正确答案为A。

108．【试题答案】 C

【试题解析】本题考查要点是"两性霉素B脂质体冻干制品的抗氧化剂"。参考107题试题解析内容。

109．【试题答案】 E

【试题解析】本题考查要点是"两性霉素B脂质体冻干制品的抗氧化剂"。参考107题试题解析内容。

110．【试题答案】 B

【试题解析】本题考查要点是"两性霉素B脂质体冻干制品的临床适应证"。两性霉素B脂质体冻干制品的临床适应证：适用于系统性真菌感染者；病情呈进行性发展或其他抗真菌药治疗无效者，如败血症、心内膜炎、脑膜炎（隐球菌及其他真菌）、腹腔感染（包括与透析相关者）、肺部感染、尿路感染等。因此，本题的正确答案为B。

四、X型题

111.【试题答案】 BCE

【试题解析】本题考查要点是"散剂的注意事项"。

外用或局部外用散剂的使用主要有撒敷法和调敷法。撒敷法是将外用散直接撒布于患处，调敷法则需用茶、黄酒、香油等液体将散剂调制成糊状敷于患处。

因此，本题的正确答案为BCE。

112.【试题答案】 ABCDE

【试题解析】本题考查要点是"片剂包衣的主要目的"。包衣系指在片剂（片芯或素片）表面包裹上一定厚度的衣膜，也用于颗粒或微丸的包衣。包衣的主要目的如下：①掩盖药物的苦味或不良气味，改善用药顺应性，方便服用；②防潮、避光，以增加药物的稳定性；③可用于隔离药物，避免药物间的配伍变化；④改善片剂的外观，提高流动性和美观度；⑤控制药物在胃肠道的释放部位，实现胃溶、肠溶或缓控释等目的。因此，本题的正确答案是ABCDE。

113.【试题答案】 ABCD

【试题解析】本题考查要点是"受体信号转导第二信使"。现已发现40余种神经递质或激素的受体，如许多激素的受体、M胆碱受体、肾上腺素受体、多巴胺受体、5-HT受体、前列腺素受体以及一些多肽类受体等通过G蛋白偶联机制产生作用，G蛋白偶联受体介导来自这些配体的信号，通过第二信使如环磷酸腺苷（cAMP）、环磷酸鸟苷（cGMP）、三磷酸肌醇（IP_3）、二酰甘油（DG）和钙离子（Ca^{2+}）等，转导至效应器，从而产生生物效应。

114.【试题答案】 ABC

【试题解析】本题考查要点是"氧化还原滴定法——碘量法的分类"。碘量法是以碘作为氧化剂，或以碘化钾作为还原剂进行氧化还原滴定的方法。碘量法根据滴定的方式不同分为直接碘量法和间接碘量法，间接碘量法又分为置换碘量法和剩余碘量法两种。因此，本题的正确答案为ABC。

115.【试题答案】 ABDE

【试题解析】本题考查要点是"栓剂的油脂性基质"。

（1）可可豆脂：是从植物可可树种仁中得到的一种固体脂肪，主要组分为硬脂酸、棕榈酸、油酸、亚油酸和月桂酸等的甘油酯。常温下为白色或淡黄色、脆性蜡状固体，无刺激性，可塑性好，相对密度为0.990~0.998，熔点30℃~35℃，10℃~20℃时易碎成粉末，是较适宜的栓剂基质，但由于其同质多晶型及含油酸具有不稳定性，已渐渐被半合成或合成油脂性基质取代。

（2）半合成或全合成脂肪酸甘油酯：系由天然植物油经水解、分馏所得C12~C18游离脂肪酸，部分氢化后再与甘油酯化而成。这类基质具有适宜的熔点，不易酸败，为目前取代天然油脂的较理想的栓剂基质。

因此，本题的正确答案为ABDE。

116. 【试题答案】 ABCDE

【试题解析】本题考查要点是"胶囊剂的分类"。胶囊剂指原料药物与适宜辅料充填于空心胶囊或密封于软质囊材中的固体制剂。

胶囊剂主要用于口服,根据对药物溶解度和释放模式的不同需求,可以把胶囊剂制备成硬胶囊、软胶囊(胶丸)、缓释胶囊、控释胶囊和肠溶胶囊。

因此,本题的正确答案为 ABCDE。

117. 【试题答案】 BCE

【试题解析】本题考查要点是"散剂的注意事项"。

外用或局部外用散剂的使用主要有撒敷法和调敷法。撒敷法是将外用散直接撒布于患处,调敷法则需用茶、黄酒、香油等液体将散剂调制成糊状敷于患处。

内服散剂应温水送服,服用后半小时内不可进食,服用剂量过大时应分次服用以免引起呛咳;服用不便的中药散剂可加蜂蜜调和送服或装入胶囊吞服。对于温胃止痛的散剂不需用水送服,应直接吞服以利于延长药物在胃内的滞留时间。

因此,本题的正确答案为 BCE。

118. 【试题答案】 ACDE

【试题解析】本题考查要点是"混悬剂的特点"。混悬剂的特点包括:

(1)有助于难溶性药物制成液体制剂,并提高药物的稳定性。混悬剂中的药物以固体微粒的形式存在,可以提高药物的稳定性。

(2)相比于固体制剂更加便于服用。混悬液属于粗分散体,可以掩盖药物的不良气味。

(3)产生长效作用,混悬剂中的难溶性药物的溶解度低,从而导致药物的溶出速度低,达到长效作用。

因此,本题的正确答案为 ACDE。

119. 【试题答案】 ACD

【试题解析】本题考查要点是"药物的协同作用"。药物的协同作用指两药同时或先后使用,可使原有的药效增强,称为协同作用,其包括相加作用、增强作用和增敏作用。

120. 【试题答案】 ABDE

【试题解析】本题考查要点是"乳剂的特点"。乳剂作为一种药物载体,其主要的特点包括:①乳剂中液滴的分散度很大,药物吸收快、药效发挥快及生物利用度高;②O/W 型乳剂可掩盖药物的不良气味,并可以加入矫味剂;③减少药物的刺激性及毒副作用;④可增加难溶性药物的溶解度,如纳米乳,提高药物的稳定性,如对水敏感的药物;⑤外用乳剂可改善药物对皮肤、黏膜的渗透性;⑥静脉注射乳剂,可使药物具有靶向作用,提高疗效。因此,本题的正确答案为 ABDE。

药学专业知识（一）

临考冲刺模拟试卷（二）

一、A 型题（最佳选择题。共 40 题，每题 1 分。每题的备选答案中只有一个最佳答案）

1. 关于药物经皮吸收及其影响因素的说法，下列各项中错误的是（　　）
   A. 药物在皮肤内蓄积作用有利于皮肤疾病的治疗
   B. 汗液可使角质层水化从而增大角质层渗透性
   C. 皮肤给药只能发挥局部治疗作用
   D. 真皮上部存在毛细血管系统，药物达到真皮即可很快地被吸收
   E. 药物经皮肤附属器的吸收不是经皮吸收的主要途径

2. 药物的剂型对药物的吸收有很大的影响，下列各剂型中，药物吸收最慢的是（　　）
   A. 溶液剂　　　　　　　　　B. 散剂
   C. 胶囊剂　　　　　　　　　D. 混悬剂
   E. 包衣片

3. 药物警戒与不良反应监测共同关注（　　）
   A. 药品与食物不良相互作用　　B. 药物误用
   C. 药物滥用　　　　　　　　　D. 合格药品的不良反应
   E. 药品用于无充分科学依据并未经核准的适应证

4. 可用于静脉注射脂肪乳的乳化剂是（　　）
   A. 阿拉伯胶　　　　　　　　B. 西黄蓍胶
   C. 卵磷脂　　　　　　　　　D. 脂肪酸山梨坦
   E. 十二烷基硫酸钠

5. 根据药物作用机制分析，下列药物作用属于非特异性作用机制的是（　　）
   A. 阿托品阻断 M 受体而缓解肠胃平滑肌痉挛
   B. 阿司匹林抑制环氧酶而解热镇痛
   C. 硝苯地平阻断 Ca^{2+} 通道而降血压
   D. 碳酸氢钠碱化尿液而促进弱酸性药物的排泄
   E. 氢氯噻嗪抑制肾小管 Na^+-Cl^- 转运体产生利尿作用

6. 属于均相液体制剂的是（　　）
   A. 纳米银溶胶　　　　　　　B. 复方硫黄洗剂
   C. 鱼肝油乳剂　　　　　　　D. 磷酸可待因糖浆
   E. 石灰剂

7. 测定药物中的溶剂残留量的方法是（　　）

A. 高效液相色谱法　　　　　　B. 薄层色谱法
C. 气相色谱法　　　　　　　　D. 滴定分析法
E. 紫外分光光度法

8. 可与三氯化铁试液反应显蓝紫色的是(　　)
   A. 肾上腺素　　　　　　　　B. 阿司匹林
   C. 丙磺舒　　　　　　　　　D. 对乙酰氨基酚
   E. 盐酸利多卡因

9. 在气雾剂中不要使用的附加剂是(　　)
   A. 抛射剂　　　　　　　　　B. 遮光剂
   C. 抗氧剂　　　　　　　　　D. 润滑剂
   E. 潜溶剂

10. 关于缓释和控释制剂特点说法错误的是(　　)
    A. 减少给药次数，尤其是需要长期用药的慢病患者
    B. 血药浓度平稳，可降低药物毒副作用
    C. 可提高治疗效果，减少用药总量
    D. 临床用药，剂量方便调整
    E. 肝脏首过效应大，生物利用度不如普通制剂

11. 下列哪种片剂是以碳酸氢钠与枸橼酸为崩解剂(　　)
    A. 泡腾片　　　　　　　　　B. 分散片
    C. 缓释片　　　　　　　　　D. 舌下片
    E. 植入片

12. 下列哪种药物适合制成胶囊剂(　　)
    A. 易风化的药物　　　　　　B. 吸湿性的药物
    C. 药物的稀醇水溶液　　　　D. 具有臭味的药物
    E. 油性药物的乳状液

13. 气雾剂的质量要求不包括(　　)
    A. 无毒性、无刺激性
    B. 泄露和压力检查应符合规定，确保安全使用
    C. 烧伤、创伤、溃疡用气雾剂应无菌
    D. 气雾剂应置凉暗处保存
    E. 抛射剂用量检查

14. 肌内注射属于哪种类型注射剂(　　)
    A. 注射用无菌粉末　　　　　B. 注射液
    C. 混悬型注射剂　　　　　　D. 乳剂型注射剂
    E. 注射用浓溶液

15. 有关液体制剂的特点，下列各项中表述错误的是(　　)
    A. 药物以分子或微粒状态分散在介质中，分散程度高，吸收快
    B. 给药途径广泛，可以内服、外用

C. 水性液体制剂容易霉变，需加入防腐剂
D. 药物分散度较大，不易引起药物的化学降解
E. 液体制剂体积较大，携带运输不方便

16. 既有第一信使特征，也有第二信使特征的信使分子是（　　）
   A. 钙离子   B. 神经递质
   C. 一氧化氮   D. 生长因子
   E. 环磷酸腺苷

17. 不同企业生产的一种药物不同制剂，处方和生产工艺可能不同，评价不同制剂间的吸收速度和程度是否相同，应采用评价方法是（　　）
   A. 制剂稳定性实验   B. 微生物限度检查法
   C. 血浆蛋白结合率测定法 D. 平均滞留时间比较法
   E. 生物等效性试验

18. 不属于固体分散技术和包合技术共有的特点是（　　）
   A. 掩盖不良气味   B. 改善药物溶解度
   C. 易发生老化现象   D. 液体药物固体化

19. 由于竞争性占据酸性转运系统，阻碍青霉素经肾小管分泌，继而延长青霉素作用时间的药物是（　　）
   A. 阿米卡星   B. 克拉维酸
   C. 头孢哌酮   D. 丙戊酸钠
   E. 丙磺舒

20. 下列联合用药产生拮抗作用的是（　　）
   A. 硫胺甲噁唑与甲氧啶合用（SMZ + TMP）   B. 哌替啶与氯丙嗪合用
   C. 克拉霉素与奥美拉唑合用   D. 普鲁卡因与肾上腺素合用
   E. 华法林与维生素K合用

21. 微囊的质量要求不包括（　　）
   A. 囊形与粒径   B. 载药量
   C. 包封率   D. 微囊中药物释放速率
   E. 含量均匀度

22. 治疗的药物被溶解在一定的溶液中，制成过饱和混悬液存放在这层膜内，药物能透过这层膜慢慢地向外释放的是（　　）
   A. 背衬层   B. 药物贮库层
   C. 控释膜   D. 胶黏层
   E. 保护层

23. 下列选项中，关于表观分布容积的说法正确的是（　　）
   A. 体内含药物的真实容积 B. 体内药量与血药浓度的比值
   C. 有生理学意义   D. 个体血容量
   E. 给药剂量与 t 时间血药浓度的比值

24. 以静脉注射为标准参比制剂求得的生物利用度为(　　)
   A. 绝对生物利用度　　　　　　　B. 相对生物利用度
   C. 静脉生物利用度　　　　　　　D. 生物利用度
   E. 参比生物利用度

25. 纳米囊属于下列哪种药物剂型(　　)
   A. 乳剂类　　　　　　　　　　　B. 混悬液类
   C. 气体分散类　　　　　　　　　D. 微粒类
   E. 固体分散类

26. 关于液体制剂的质量要求不包括(　　)
   A. 均相液体制剂应是澄明溶液　　B. 非均相液体制剂的药物粒子应分散均匀
   C. 口服液体制剂应口感适宜　　　D. 贮藏和使用过程中不应发生霉变
   E. 泄漏和爆破应符合规定

27. 最适合作 O/W 型乳剂的乳化剂的 HLB 值是(　　)
   A. HLB 值在 1~3　　　　　　　B. HLB 值在 3~8
   C. HLB 值在 7~9　　　　　　　D. HLB 值在 8~16
   E. HLB 值在 13~18

28. 无吸收过程，直接进入体循环的注射给药方式是(　　)
   A. 肌内注射　　　　　　　　　　B. 皮下注射
   C. 椎管给药　　　　　　　　　　D. 皮内注射
   E. 静脉注射

29. 根据释药类型，按生物时间节律特点设计的口服缓控释制剂是(　　)
   A. 定速释药系统
   B. 胃定位释药系统
   C. 小肠定位释药系统
   D. 结肠定位释药系统
   E. 包衣脉冲释药系统

30. 环丙沙星的母核结构是(　　)
   A. 喹啉酮环　　　　　　　　　　B. 萘环
   C. 甾体　　　　　　　　　　　　D. 苯环
   E. β-内酰胺环

31. 阿托伐他汀的主要用途是(　　)
   A. 降压　　　　　　　　　　　　B. 降糖
   C. 降血脂　　　　　　　　　　　D. 抗炎
   E. 抗病毒

32. 下列各项中，有关 $t_{0.9}$ 的说法正确的是(　　)
   A. 对于药物降解，常用降解1%所需的时间，称为九分之一衰期，记作 $t_{0.9}$，通常定义为有效期
   B. 对于药物降解，常用降解9%所需的时间，称为九分之一衰期，记作 $t_{0.9}$，通常

定义为有效期

C. 对于药物降解，常用降解9%所需的时间，称为十分之一衰期，记作 $t_{0.9}$，通常定义为有效期

D. 对于药物降解，常用降解1%所需的时间，称为十分之一衰期，记作 $t_{0.9}$，通常定义为有效期

E. 对于药物降解，常用降解10%所需的时间，称为十分之一衰期，记作 $t_{0.9}$，通常定义为有效期

33. 大部分的药物在胃肠道中最主要的吸引部位是(   )
    A. 胃　　　　　　　　　　B. 小肠
    C. 盲肠　　　　　　　　　D. 结肠
    E. 直肠

34. 下列各类药剂，属于抗心绞痛药的是(   )
    A. ⅠA类（钠通道阻滞剂）　B. IC类（钠通道阻滞剂）
    C. 钾通道阻滞剂　　　　　D. 芳烷基胺类钙通道阻滞剂
    E. 非选择性钙通道阻滞剂

35. 下列各项中，属于止吐药、胃肠动力药的是(   )
    A. 罗匹尼罗　　　　　　　B. 他莫昔芬
    C. 格拉司琼　　　　　　　D. 氯波必利
    E. 西沙必利

36. 下列各项中，属于多巴胺受体激动剂的是(   )
    A. 罗匹尼罗　　　　　　　B. 他莫昔芬
    C. 格拉司琼　　　　　　　D. 氯波必利
    E. 西沙必利

37. 非共价键键合是可逆的结合形式，其键合的形式不包括(   )
    A. 范德华力　　　　　　　B. 氯气
    C. 疏水键　　　　　　　　D. 静电引力
    E. 偶极相互作用力

38. 手性药物的对映体之间药物活性的差异不包括(   )
    A. 对映异构体之间具有等同的药理活性和强度
    B. 对映异构体之间产生相同的药理活性，但强弱不同
    C. 对映异构体中一个有活性，一个没有活性
    D. 对映异构体之间产生相反的活性
    E. 一种对映体具有药理活性，另一对映体具有药效活性

39. 氯胺酮的治疗作用的对映体是(   )
    A. （S）-体，安眠镇痛　　　B. （-）-体，免疫抑制，抗风湿
    C. （S）-体，广谱驱虫药　　D. （S）-体，抗忧郁
    E. （S）-体，抗震颤麻痹

40. 关于线性药物动力学的说法，错误的是(   )

A. 单室模型静脉注射给药，lgC 对 t 作用图，得到直线的斜率为负值
B. 单室模型静脉滴注给药，在滴注开始时可以静注一个负荷剂量，使血药浓度迅速达到或接近稳态浓度
C. 单室模型口服给药，血药浓度波动与药物半衰期、给药间隔时间有关
E. 多剂量给药，相同给药间隔下，半衰期短的药物容易蓄积

二、B 型题（配伍选择题。共 60 题，每题 1 分。备选答案在前，试题在后。每组若干题。每组题均对应同一组备选答案。每题只有一个正确答案，每个备选答案可重复选用，也可不选用）

A. ζ 电位降低
B. 分散相与连续相存在密度差
C. 微生物及光、热、空气等作用
D. 乳化剂失去乳化作用
E. 乳化剂类型改变

造成下列乳剂产生变化的原因是

41. 分层（　　）
42. 转相（　　）
43. 酸败（　　）
44. 絮凝（　　）

45. 奥沙西泮的化学结构（　　）
46. 劳拉西泮的化学结构（　　）
47. 硝西泮的化学结构（　　）

48. 地西泮的化学结构（ ）
49. 氯硝西泮的化学结构（ ）

    A. 分散相乳滴ζ点位降低   B. 分散相连续相存在密度差
    C. 乳化剂类型改变   D. 乳化剂失去乳化作用
    E. 微生物的作用

乳剂属于热力学不稳定的非均相分散体系。制成后，放置过程中经常出现分层、絮凝等不稳定现象。

50. 若出现的分层现象经振摇后能恢复原状，其原因是（ ）
51. 若出现的絮凝现象经振摇后能恢复原状，其原因是（ ）

    A. 可可豆脂   B. Poloxamer
    C. 甘油明胶   D. 半合成脂肪酸甘油酯
    E. 聚乙二醇

52. 具有同质多晶的性质（ ）
53. 为目前取代天然油脂的较理想的栓剂基质（ ）
54. 具有弹性，不易折断，但塞入腔道后可缓慢溶于分泌液中，延长药物的疗效的是（ ）
55. 不宜与银盐、奎宁、乙酰水杨酸、苯佐卡因、氯碘喹啉、磺胺类等药物配伍的是（ ）
56. 乙烯氧化物和丙烯氧化物的嵌段聚合物（聚醚）（ ）

    A. 盐酸普鲁卡因   B. 苯甲醇
    C. 硫代硫酸钠   D. 明胶
    E. 葡萄糖

57. 局麻剂（ ）
58. 抑菌剂（ ）
59. 抗氧剂（ ）
60. 等渗调节剂（ ）

    A. 低分子溶液剂   B. 高分子溶液剂
    C. 乳剂   D. 溶胶剂
    E. 混悬剂

61. 由低分子药物分散在分散介质中形成的液体制剂（ ）
62. 由高分子化合物分散在分散介质中形成的液体制剂（ ）
63. 疏水胶体溶液（ ）
64. 由不溶性液体药物以小液滴状态分散在分散介质中所形成的多相分散系（ ）
65. 难溶性固体药物以微粒状态分散于分散介质中形成的非均相的液体制剂是（ ）

A. 中期引产 B. 杀菌
C. 抗炎 D. 泻下
E. 镇静

66. 硫酸镁口服剂型具有( )作用。
67. 5%硫酸镁注射液静脉滴注具有( )作用。
68. 依沙吖啶1%注射液具有( )作用。
69. 依沙吖啶0.1%~0.2%溶液局部涂敷具有( )作用。

A. 着色剂 B. 助悬剂
C. 润湿剂 D. pH调节剂
E. 溶剂

70. 处方组成中的枸橼酸是作为( )
71. 处方组成中的甘油是作为( )
72. 处方组成中的羟丙甲纤维是作为( )

A. 羟基 B. 硫醚
C. 羧酸 D. 卤素
E. 酰胺

73. 可氧化成亚砜或砜,使极性增加的官能团是( )
74. 有较强的吸电子性,可增强脂溶性及药物作用时间的官能团是( )
75. 可与醇类成酯,使脂溶性增大,利于吸引的官能团是( )

A. 溶血 B. 变色
C. 结晶析出 D. 水解
E. 粒子的粒径增大

76. 由于血液成分复杂,与药物的注射液混合后可能引起( )现象。
77. 20%的甘露醇注射液为过饱和溶液,若加入某些药物如氯化钾、氯化钠等溶液,会引起甘露醇( )
78. 静脉注射用脂肪乳剂加入其他药物配伍应慎重,有可能引起( )

A. 药物化学 B. 药剂学
C. 药理学 D. 药效学
E. 药物分析学

79. ( )是一门发现与发明新药、合成化学药物、阐明药物化学性质、研究药物分子与机体细胞（生物大分子）之间相互作用规律的综合性学科,是药学领域中重要的带头学科。
80. ( )是建立在药物结构与性质以及现代分析技术的基础上,研究和发展药物质量控制规律的应用学科,其基本内涵是药品质量研究与评价。

81. （　　）是研究药物与机体（含病原体）相互作用及作用规律的学科。
82. （　　）系指研究药物剂型和制剂的配制理论、生产技术、质量控制与合理应用等内容的一门综合性技术科学。

    A. 普萘洛尔　　　　　　　　B. 双氯芬酸
    C. 雷尼替丁　　　　　　　　D. 特非那定
    E. 阿司匹林

83. 高水溶解性、低渗透性的水溶性分子药物，其体内吸收受渗透效率影响的是（　　）
84. 低水溶解性、高渗透性的亲脂性分子药物，其体内吸收取决于溶解速率的是（　　）
85. 高水溶解性、高渗透性的两亲性分子药物，其体内吸收取决于胃排空速率的是（　　）
86. 低水溶解性、低渗透性的疏水性分子药物，其体内吸收比较困难的是（　　）

    A. 粒度、外观均匀度、干燥失重（水分）、装量差异、装量、无菌和微生物限度
    B. 粒度、干燥失重、溶化性、装量差异、装量、微生物限度
    C. 外观均匀度、硬度、重量差异（含量均匀度）、崩解时限（溶出度或释放度）、微生物限度等
    D. 水分、装量差异（含量均匀度）、崩解时限（溶出度）、微生物限度
    E. 粒度、外观均匀度、水分、崩解时限（溶出度）

87. 属于颗粒剂的质量检查项目的是（　　）
88. 属于胶囊剂的质量检查项目（　　）
89. 属于散剂的质量检查项目的是（　　）
90. 属于片剂的质量检查项目的是（　　）

    A. 散剂　　　　　　　　　　B. 颗粒剂
    C. 片剂　　　　　　　　　　D. 硬胶囊
    E. 软胶囊

91. 将一定量的液体药物直接包封，或将固体药物溶解或分散在适宜的辅料中制备成溶液、混悬液、乳状液或半固体，密封于软质囊材中的胶囊剂。可用滴制法或压制法制备的是（　　）
92. 系指药物与适宜的辅料混合制成的具有一定粒度的干燥颗粒状制剂，供口服用的是（　　）
93. 采用适宜的制剂技术，将药物或加适宜辅料制成粉末、颗粒、小片、小丸、半固体或液体等，充填于空心胶囊中的胶囊剂的是（　　）
94. 系指药物与适宜的辅料制成的圆片状或异形片状的固体制剂。中药还有浸膏片、半浸膏片和全粉片等的是（　　）

95. 系指原料药物或与适宜的辅料经粉碎、均匀混合制成的干燥粉末状制剂,在临床中应用广泛的是( )

  A. 混悬颗粒   B. 泡腾颗粒
  C. 肠溶颗粒   D. 缓释颗粒
  E. 控释颗粒

96. 指含有碳酸氢钠和有机酸,遇水可放出大量气体而呈泡腾状的颗粒剂的是( )
97. 系指在规定的释放介质中缓慢地恒速释放药物的颗粒剂的是( )
98. 系指采用肠溶材料包裹颗粒或其他适宜方法制成的颗粒剂的是( )
99. 指难溶性固体药物与适宜辅料制成一定粒度的干燥颗粒剂的是( )
100. 系指在规定的释放介质中缓慢地非恒速释放药物的颗粒剂的是( )

三、C 型题（综合分析选择题。共 3 道大题,每道大题分别包含 3、3、4 小题,共 10 题,每题 1 分。每题的备选答案中只有一个最佳答案）

静脉注射用脂肪乳

  【处方】精制大豆油 50g
      精制大豆磷脂 15g
      注射用甘油 25g
      注射用水加至 1000mL

101. 静脉注射用脂肪乳中的精制大豆磷脂是( )
  A. 乳化剂   B. 等渗调节剂
  C. 还原剂   D. 抗氧剂
  E. 稳定剂

102. 静脉注射用脂肪乳制备时所用玻璃容器除去热原可采用的方法为( )
  A. 吸附法   B. 离子交换法
  C. 凝胶滤过法   D. 高温法
  E. 酸碱法

103. 静脉注射脂肪乳不可供( )的患者使用。
  A. 不能口服食物   B. 严重缺乏营养
  C. 内科手术后   D. 外科手术后
  E. 大面积烧伤

阿奇霉素分散片

  【处方】阿奇霉素 250g
      羧甲基淀粉钠 50g
      乳糖 100g
      微晶纤维素 100g

甜蜜素 5g
2% HPMC 水溶液 适量
滑石粉 25g
硬脂酸镁 2.5g

104. 阿奇霉素分散片处方中可以作为崩解剂的是（　　）
    A. 羧甲基淀粉钠　　　　　　B. 微晶纤维素
    C. 2% HPMC 水溶液　　　　　D. 滑石粉
    E. 硬脂酸镁
105. 阿奇霉素分散片处方中可以作为黏合剂的是（　　）
    A. 羧甲基淀粉钠　　　　　　B. 微晶纤维素
    C. 2% HPMC 水溶液　　　　　D. 滑石粉
    E. 硬脂酸镁
106. 阿奇霉素分散片的临床适应证不包括（　　）
    A. 急性扁桃体炎　　　　　　B. 慢性支气管炎急性发作
    C. 肺炎支原体所致的肺炎　　D. 尿道炎
    E. 类风湿性关节炎

患者，男，60岁，近几日出现喘息、咳嗽、胸闷等症状，夜间及凌晨发作加重，呼吸较困难，并伴有哮鸣音。

107. 根据其病情表现，该患者可能患有（　　）
    A. 咳嗽　　　　　　　　　　B. 哮喘
    C. 咽炎　　　　　　　　　　D. 喉炎
    E. 肺炎
108. 根据诊断结果，可选用的治疗药物是（　　）
    A. 沙丁胺醇　　　　　　　　B. 氧氟沙星
    C. 地塞米松　　　　　　　　D. 罗红霉素
    E. 可待因
109. 可选用治疗药物的主要作用机制（类型）是（　　）
    A. 磷酸二酯酶抑制剂　　　　B. 糖皮质激素类药物
    C. 影响白三烯的药物　　　　D. M 胆碱受体抑制剂
    E. β_2 肾上腺素受体激动剂
110. 可选用治疗药物的化学结构是（　　）

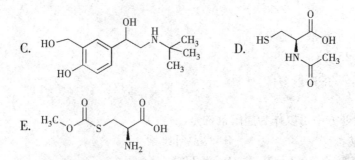

四、X 型题（多项选择题。共 10 题，每题 1 分。每题的备选答案中有 2 个或 2 个以上正确，少选或多选均不得分）

111. 药品标准正文内容，除收载有名称、结构式、分子式、分子量与性状外，还载有（   ）
    A. 鉴别
    B. 检查
    C. 含量测定
    D. 药动学参数
    E. 不良反应

112. 下列影响药物作用的因素中，属于遗传因素的有（   ）
    A. 种属差异
    B. 种族差异
    C. 遗传多态性
    D. 特异质反应
    E. 交叉耐受性

113. 生物技术药物包括（   ）和寡核苷酸药物等。
    A. 细胞因子
    B. 重组蛋白质药物
    C. 抗体
    D. 抗生素
    E. 疫苗

114. 药物剂型的重要性主要有（   ）
    A. 可提高疗效
    B. 可改变药物的作用性质
    C. 可调节药物的作用速度
    D. 可降低（或消除）药物的不良反应
    E. 可产生靶向作用

115. 药用辅料的一般质量要求包括（   ）
    A. 药用辅料必须符合药用要求，供注射剂用的应符合注射用质量要求
    B. 药用辅料应通过安全性评估，对人体无毒害作用，药学性质稳定，不与主药及其他辅料发生作用，不影响制剂的质量检验
    C. 药用辅料的安全性以及影响制剂生产、质量、安全性和有效性的性质应符合要求
    D. 根据不同的生产工艺及用途，药用辅料的残留溶剂、微生物限度或无菌应符合要求
    E. 注射用药用辅料的热原或细菌内毒素、无菌等应符合要求

116. 缓释、控释制剂的释药原理有（   ）
    A. 扩散原理
    B. 溶出原理

C. 溶蚀与溶出、扩散结合原理　　D. 渗透压驱动原理

E. 离子交换原理

117. 下列配伍变化的处理方法中，正确的有（　　）

　　A. 改变贮存条件　　　　　　　B. 改变调配次序

　　C. 添加溶剂或助溶剂　　　　　D. 调整溶液 pH

　　E. 改变有效成分或改变剂型

118. 药品的包装材料的质量要求包括（　　）

　　A. 材料的确认　　　　　　　　B. 材料的化学性能检查

　　C. 材料的物理性能检查　　　　D. 材料、容器的使用性能检查

　　E. 材料、容器的生物安全检查

119. 下列有关药品储存的要求，正确的有（　　）

　　A. 储存药品相对湿度为 35%~75%

　　B. 在人工作业的库房储存药品，按质量状态实行色标管理：合格药品为绿色，不合格药品为红色，待确定药品为蓝色

　　C. 药品按批号堆码，不同批号的药品不得混垛，垛间距不小于 5cm

　　D. 拆除外包装的零货药品应当集中存放

　　E. 药品储存作业区内不得存放与储存管理无关的物品

120. 下列剂型给药可以避免"首过效应"的有（　　）

　　A. 注射剂　　　　　　　　　　B. 气雾剂

　　C. 口服溶液　　　　　　　　　D. 舌下片

　　E. 肠溶片

模拟试卷（二）参考答案及解析

一、A 型题

1. 【试题答案】　C

【试题解析】本题考查要点是"皮肤给药"。

选项 A 说法正确，因为：药物在经皮吸收过程中可能与角质层的角蛋白发生结合或吸附，或者亲脂性药物溶解在角质层内形成高浓度，这些因素都可能引起药物在皮肤内产生蓄积。蓄积作用有利于皮肤疾病的治疗。

选项 B 说法正确，因为：当皮肤上覆盖薄膜或软膏，妨碍水分蒸发，汗在皮肤内积蓄，使角质层水化。水化的角质层密度降低，渗透性变大。

选项 C 说法错误，因为：皮肤给药常用于皮肤疾患的治疗或起保护皮肤的作用。药物应用于皮肤上后，可以渗透通过皮肤进入血液循环。大部分药物经皮渗透速度很小，只能起到皮肤局部的治疗作用。当药物治疗剂量小，经皮渗透速度大时，有可能产生全身治疗作用或副作用。

选项 D 说法正确，因为：表皮下方为真皮，由结缔组织构成，毛发、毛囊、皮脂腺和汗腺等皮肤附属器存在于其中，并有丰富的血管和神经。真皮的上部存在毛细血管系统，药

物渗透到达真皮会很快地被吸收。

选项 E 说法正确,因为:皮肤的附属器毛囊、皮脂腺和汗腺是药物通过皮肤的另一条途径。药物通过皮肤附属器的速度比表皮途径快,但皮肤附属器在皮肤表面所占的面积约为 0.1%,因此不是药物经皮吸收的主要途径。

因此,本题的正确答案为 C。

2.【试题答案】 E

【试题解析】 本题考查要点是"药物的吸收速度"。药物吸收由快到慢:溶液剂 > 散剂 > 胶囊剂 > 混悬剂 > 包衣片。因此,本题的正确答案为 E。

3.【试题答案】 D

【试题解析】 本题考查要点是"药物警戒与药品不良反应监测"。药物警戒与药品不良反应监测具有很多的相似之处。最主要在于,它们的最终目的都是为了提高临床合理用药的水平,保障公众用药安全,改善公众身体健康状况,提高公众的生活质量。因此,本题的正确答案为 D。

4.【试题答案】 C

【试题解析】 本题考查要点是"静脉注射用脂肪乳剂的乳化剂"。静脉注射脂肪乳剂输液是一种浓缩的高能量肠外营养液,是以植物油脂为主要成分,加乳化剂与注射用水而制成的水包油型乳剂,可供静脉注射,能完全被机体代谢与利用。静脉注射用脂肪乳剂的乳化剂常用的有卵磷脂、豆磷脂及普朗尼克 F-68 等数种。一般以卵磷脂为好。因此,本题的正确答案为 C。

5.【试题答案】 D

【试题解析】 本题考查要点是"药物的作用机制"。A 选项作用机制是作用于受体发挥药理作用。B 选项作用机制是影响酶的活性。C 选项作用机制是影响细胞膜离子通道。D 选项是碳酸氢钠非特异性作用。E 选项作用机制是影响生理活性物质及其转运体。因此,本题的正确答案为 D。

6.【试题答案】 D

【试题解析】 本题考查要点是"液体制剂"。根据药物的分散状态,液体制剂可分为均相分散系统、非均相分散系统。在均相分散系统中药物以分子或离子状态分散,如低分子溶液剂、高分子溶液剂。低分子溶液剂,系指小分子药物以分子或离子状态分散在溶剂中形成的均匀的可供内服或外用的液体制剂,包括溶液剂、糖浆剂、芳香水剂、涂剂和醑剂等。糖浆剂举例:复方磷酸可待因糖浆。因此,本题的正确答案是 D。

7.【试题答案】 C

【试题解析】 本题考查要点是"色谱分析法——气相色谱法"。气相色谱法:主要用于残留溶剂的检查,方法有内标法、外标法和标准加入法。因此,本题的正确答案为 C。

8.【试题答案】 D

【试题解析】 本题考查要点是"化学鉴别法——颜色反应"。具有游离酚羟基的对乙酰氨基酚,或经水解可生成含酚羟基的阿司匹林均可依据酚羟基与三氯化铁试液反应显紫堇色鉴别。因此，本题的正确答案为D。

9. 【试题答案】 B

【试题解析】本题考查要点是"气雾剂的附加剂"。气雾剂本身就是装在钢瓶中的，所以不需要加入遮光剂。因此，本题的正确答案是B。

10. 【试题答案】 D

【试题解析】本题考查要点是"缓释和控释制剂特点"。①减少半衰期短的或需要频繁使用的药物的给药次数，大大提高患者的用药顺应性，特别适用于需要长期用药的慢性病患者；②血药浓度平稳，减少峰谷现象，有利于降低药物的毒副作用，减少耐药性的发生；③减少用药的总剂量，发挥药物的最佳治疗效果；④缓释、控释制剂也包括眼、鼻腔、耳道、阴道、直肠、口腔或牙用，透皮或皮下，肌内注射及皮下植入，使药物缓慢释放吸收，避免肝门系统的"首过效应"。因此，本题的正确答案为D。

11. 【试题答案】 A

【试题解析】本题考查要点是"片剂的常用辅料——崩解剂"。崩解剂系指促使片剂在胃肠液中迅速破裂成细小颗粒的辅料。除了缓释片、控释片、口含片、咀嚼片、舌下片等有特殊要求的片剂外，一般均需加入崩解剂。常用的崩解剂有：干淀粉（适于水不溶性或微溶性药物）、羧甲淀粉钠（CMS-Na，高效崩解剂）、低取代羟丙基纤维素（L-HPC，吸水迅速膨胀）、交联羧甲基纤维素钠（CCMC-Na）、交联聚维酮（PVPP）和泡腾崩解剂（碳酸氢钠和枸橼酸组成的混合物，也可以用柠檬酸、富马酸与碳酸钠、碳酸钾、碳酸氢钾）等。因此，本题的正确答案为A。

12. 【试题答案】 D

【试题解析】本题考查要点是"胶囊剂的特点"。

（1）胶囊剂的优点

①掩盖药物的不良嗅味，提高药物稳定性：药物在胶囊壳的保护下，免于空气、光线等的干扰，掩蔽药物的不良臭味，保护性质不稳定的药物，以维持药物的稳定性。

②起效快、生物利用度高：药物以粉末或颗粒状态直接填装于囊壳中，不同于片剂、丸剂等剂型，胶囊剂未经机械挤压等过程，使该制剂在目标位置迅速分散、释放和吸收，快速起效，提高生物利用度。

③帮助液态药物固体剂型化：可以把难以制成丸剂、片剂等固体制剂的液态药物或含油量高的药物充填于软质胶囊中，制成方便携带、服用和剂量明确的软胶囊。

④药物缓释、控释和定位释放：将药物制成缓释、控释的颗粒，按需装入胶囊中，起到缓控释的作用；肠溶胶囊壳装载药物，可在小肠处定位释放；可制成定位在直肠或阴道的腔道给药的胶囊剂。

（2）胶囊剂的局限性：除了上述胶囊剂的优点外，从药物稳定性、制备工艺和经济效应方面考虑，胶囊剂还存在很多局限性。

①胶囊壳多以明胶为原料制备，受温度和湿度影响较大。以湿度为例，相对湿度较低易导致胶囊壳龟裂、减重；相对湿度较高胶囊壳易变形、增重。因此在制备、贮存时应该妥善处理。

②生产成本相对较高。胶囊剂是把药物制备成粉末、颗粒、小片、小丸等后，填充于囊壳中。相比上述几种剂型，其增加了制备的工艺程序和生产成本。

③婴幼儿和老人等特殊群体，口服此剂型的制剂有一定困难。

④胶囊剂型对内容物具有一定的要求，一些药物不适宜制备成胶囊剂。例如：会导致囊壁溶化的水溶液或稀乙醇溶液药物；会导致囊壁软化的风化性药物；会导致囊壁脆裂的强吸湿性的药物；导致明胶变性的醛类药物；会导致囊材软化或溶解的含有挥发性、小分子有机物的液体药物；会导致囊壁变软的 O/W 型乳剂药物。

因此，本题的正确答案为 D。

13.【试题答案】 E

【试题解析】本题考查要点是"气雾剂的质量要求"。气雾剂的一般质量要求：①无毒性、无刺激性；②抛射剂为适宜的低沸点液体；③气雾剂容器应能耐受所需的压力，每压一次，必须喷出均匀的细雾状的雾滴或雾粒，并释放出准确的剂量；④泄露和压力检查应符合规定，确保安全使用；⑤烧伤、创伤、溃疡用气雾剂应无菌；⑥气雾剂应置凉暗处保存，并避免暴晒、受热、敲打、撞击。因此，本题的正确答案为 E。

14.【试题答案】 B

【试题解析】本题考查要点是"注射剂的分类"。根据《中国药典》通则规定，注射剂可分为注射液、注射用无菌粉末与注射用浓溶液。

（1）注射液：系指原料药物或与适宜的辅料制成的供注入体内的无菌液体制剂。包括溶液型、乳状液型或混悬型等注射液。可用于皮下注射、皮内注射、肌内注射、静脉注射、静脉滴注等。其中，供静脉滴注用的大容量注射液（除另有规定外，一般不小于 100mL，生物制品一般不小于 50mL）也称输液。中药注射剂一般不宜制成混悬型注射液。

（2）注射用无菌粉末：系指原料药物或与适宜辅料制成的供临用前用无菌溶液配制成注射液的无菌粉末或无菌块状物。可用适宜的注射用溶剂配制后注射，也可用静脉输液配制后静脉滴注。

（3）注射用浓溶液：系指原料药物与适宜辅料制成的供临用前稀释后静脉滴注用的无菌浓溶液。生物制品一般不宜制成注射用浓溶液。

因此，本题的正确答案为 B。

15.【试题答案】 D

【试题解析】本题考查要点是"液体制剂的特点"。

（1）液体制剂的优点：①药物以分子或微粒状态分散在介质中，分散程度高，吸收快，作用较迅速；②给药途径广，可以内服、外用；③易于分剂量，使用方便，尤其适用于婴幼儿和老年患者；④药物分散于溶剂中，能减少某些药物的刺激性，通过调节液体制剂的浓度，避免固体药物（溴化物、碘化物等）口服后由于局部浓度过高引起胃肠道刺激作用。

（2）液体制剂的缺点：①药物分散度较大，易引起药物的化学降解，从而导致失效；②液体制剂体积较大，携带运输不方便；③非均相液体制剂的药物分散度大，分散粒子具有很大的比表面积，易产生一系列物理稳定性问题；④水性液体制剂容易霉变，需加入防腐剂。

因此，本题的正确答案为 D。

16.【试题答案】 C

【试题解析】本题考查要点是"受体作用的信号转导"。乙酰胆碱、缓激肽、ATP 等可通过促进 Ca^{2+} 内流，激活细胞内一氧化氮合酶（NOS），生成 NO。NO 可激活可溶性鸟苷酸环化酶（sGC），升高细胞内 cGMP 水平，介导松弛血管平滑肌、抑制血小板聚集和参与神经传递等生物效应。NO 分子小，具脂溶性，能通过生物膜快速扩散，这使 NO 具备自分泌和旁分泌的作用。NO 生成后不仅能对自身细胞，也能对邻近细胞中的靶分子发生作用，发挥细胞或突触的信息传递作用。因此，NO 是一种既有第一信使特征，也有第二信使特征的信使分子。因此，本题的正确答案为 C。

17.【试题答案】 E

【试题解析】本题考查要点是"影响药物作用的因素——药物剂型"。不同厂家生产的同种药物制剂由于制剂工艺不同，药物的吸收情况和药效情况也有差别。因此，为保证药物吸收和药效发挥的一致性，需要用生物等效性作为比较的标准对上述药物制剂予以评价。因此，本题的正确答案为 E。

18.【试题答案】 C

【试题解析】本题考查要点是"速释技术与释药原理——包合技术的特点"。包合技术的特点：①可增加药物溶解度和生物利用度。②掩盖药物的不良气味，降低药物的刺激性。③减少挥发性成分的挥发损失，并使液体药物粉末化。④对易受热、湿、光照等影响的药物，包合后可提高稳定性。包合技术不存在老化现象。因此，本题的正确答案是 C。

19.【试题答案】 E

【试题解析】本题考查要点是"β-内酰胺类抗菌药物——青霉素"。青霉素的钠或钾盐经注射给药后，能够被快速吸收，同时也很快以游离酸的形式经肾脏排出，在血清中的半衰期只有 30 分钟，为了延长青霉素在体内的作用时间，可将青霉素和丙磺舒合用，以降低青霉素的排泄速度。因此，本题的正确答案为 E。

20.【试题答案】 E

【试题解析】本题考查要点是"药物效应的拮抗作用"。华法林与维生素 K 合用，抗凝作用下降。因此，本题的正确答案为 E。

21.【试题答案】 E

【试题解析】本题考查要点是"微囊的质量要求"。微囊的质量要求包括：①微囊的囊形；②粒径；③载药量与包封率；④微囊中药物释放速率。因此，本题的正确答案为 E。

22.【试题答案】 B

【试题解析】本题考查要点是"经皮给药制剂的基本结构"。经皮给药制剂是由几层具有不同性质和功能的高分子薄膜层叠而成。大致可分以下五层：

（1）背衬层：是由不易渗透的铝塑合膜、玻璃纸、尼龙或醋酸纤维素等材料制成，用来防止药物的挥发和流失。

（2）药物贮库层：是由厚为 0.01~0.7mm 的聚乙烯醇或聚醋酸乙烯酯或其他高分子材料制成的一层膜。治疗的药物被溶解在一定的溶液中，制成过饱和混悬液存放在这层膜内，药物能透过这层膜慢慢地向外释放。

（3）控释膜：这种高分子材料具有一定的渗透性，利用它的渗透性和膜的厚度可以控制药物的释放速率，是经皮给药制剂的关键部分。

（4）胶黏膜：是由无刺激和无过敏性的黏合剂组成，如天然树胶、合成树脂类等。

（5）保护膜：是一种可剥离衬垫膜，具有保护药膜的作用。

因此，本题的正确答案为 B。

23.【试题答案】 B

【试题解析】本题考查要点是"表观分布容积的概念"。表观分布容积是体内药量与血药浓度间相互关系的一个比例常数，用"V"表示。它可以设想为体内的药物按血浆浓度分布时，所需要体液的理论容积。因此，本题的正确答案为 B。

24.【试题答案】 A

【试题解析】本题考查要点是"生物利用度的研究方法"。生物利用度的研究方法有血药浓度法、尿药数据法和药理效应法等，方法的选择取决于研究目的、测定药物的分析方法和药物的药动学性质。血药浓度法是生物利用度研究最常用的方法。受试者分别给予试验制剂与参比制剂后，测定血药浓度，估算生物利用度。

试验制剂（T）与参比制剂（R）的血药浓度-时间曲线下的面积的比率称相对生物利用度。当参比制剂是静脉注射剂时，则得到的比率称绝对生物利用度，因静脉注射给药药物全部进入血液循环。

因此，本题的正确答案为 A。

25.【试题答案】 D

【试题解析】本题考查要点是"剂型的分类——按分散体系分类"。

（1）乳剂类：如口服乳剂、静脉乳剂、乳膏剂等。

（2）混悬液类：如混悬型洗剂、口服混悬剂、部分软膏剂等。

（3）气体分散类：如气雾剂、喷雾剂等。

（4）固体分散类：如散剂、丸剂、胶囊剂、片剂等普通剂型。这类制剂在药物制剂中占有很大的比例。

（5）微粒类：药物通常以不同大小的微粒呈液体或固体状态分散，主要特点是粒径一般为微米级（如微囊、微球、脂质体等）或纳米级（如纳米囊、纳米粒、纳米脂质体等），这类剂型能改变药物在体内的吸收、分布等方面特征，是近年来大力研发的药物靶向剂型。

因此，本题的正确答案为 D。

26.【试题答案】 E

【试题解析】本题考查要点是"液体制剂的一般质量要求"。均相液体制剂应是澄明溶液；非均相液体制剂的药物粒子应分散均匀；口服的液体制剂外观良好，口感适宜；外用的液体制剂应无刺激性；液体制剂在保存和使用过程中不应发生霉变；包装容器适宜，方便患者携带和使用。因此，本题的正确答案为E。

27. 【试题答案】 D

【试题解析】本题考查要点是"表面活性剂的应用"。

（1）乳化剂：一般来说，亲水亲油平衡值（HLB）值在3～8的表面活性剂适用作W/O型乳化剂；HLB值在8～16的表面活性剂可用作O/W型乳化剂。阳离子表面活性剂由于其毒性和刺激性比较大，故不做内服乳剂的乳化剂用；阴离子表面活性剂一般作为外用制剂的乳化剂；两性离子表面活性剂，如琼脂、阿拉伯胶等可用作内服制剂的乳化剂；非离子表面活性剂不仅毒性低，而且相容性好，不易发生配伍变化，对pH的改变以及电解质均不敏感，可用于外用或内服制剂。

（2）润湿剂：促进液体在固体表面铺展或渗透的作用叫润湿作用，能起润湿作用的表面活性剂叫润湿剂。润湿剂的最适HLB值通常为7～9，并且要在合适的温度下才能够起到润湿作用。

因此，本题的正确答案为D。

28. 【试题答案】E

【试题解析】本题考查要点是"无吸收过程的注射给药方式"。对于药物制剂，除静脉注射等血管内给药以外，非血管内给药（如口服给药、肌内注射、吸入给药、透皮给药等）都存在吸收过程。因此，本题的正确答案为E。

29. 【试题答案】 E

【试题解析】本题考查要点是"缓释、控释制剂的特点与分类"。定速释药系统——定速；胃定位释药系统、小肠定位释药系统、结肠定位释药系统——定位；包衣脉冲释药系统——定时。因此，本题的正确答案是E。

30. 【试题答案】 A

【试题解析】本题考查要点是"环丙沙星的母核结构"。
（1）环丙沙星的母核结构是：喹啉酮环
（2）萘普生的母核结构是：萘环
（3）氢化可的松的母核结构是：甾体
（4）格列本脲的母核结构是：苯环
（5）氨苄西林的母核结构是：β-内酰胺环
因此，本题的正确答案为A。

31. 【试题答案】 C

【试题解析】本题考查要点是"阿托伐他汀的主要用途"。阿托伐他汀的主要用途是降血脂。因此，本题的正确答案为C。

32. 【试题答案】 E

【试题解析】本题考查要点是"药品有效期——$t_{0.9}$"。对于药物降解，常用降解10%所需的时间，称为十分之一衰期，记作$t_{0.9}$，通常定义为有效期。恒温时，$t_{0.9} = \dfrac{0.1054}{k}$。因此，本题的正确答案为E。

33.【试题答案】 B

【试题解析】本题考查要点是"药物吸收部位"。小肠液的pH约5~7，是弱碱性药物吸收的理想环境。大多数药物的最佳吸收部位是十二指肠或小肠上部，药物可以通过被动扩散途径吸收，小肠也是药物主动转运吸收的特异性部位。因此，本题的正确答案为B。

34.【试题答案】 E

【试题解析】本题考查要点是"抗心绞痛药物的种类"。

（1）抗心律失常药主要包括：IA类（钠通道阻滞剂）、IC类（钠通道阻滞剂）、Ⅲ类（钾通道阻滞剂）、Ⅳ类（芳烷基胺类钙通道阻滞剂）。

（2）抗心绞痛药主要包括：非选择性钙通道阻滞剂（二苯基哌嗪类）。

因此，本题的正确答案为E。

35.【试题答案】 D

【试题解析】本题考查要点是"止吐药、胃肠动力药的种类"。

（1）抗震颤麻痹药主要有：罗匹尼罗、培高莱、阿扑吗啡、布地品。

（2）抗肿瘤药主要有：安吖啶、他莫昔芬。

（3）止吐药主要有：格拉司琼、多拉司琼、昂丹司琼。

（4）止吐药，胃肠动力药主要有：甲氧氯普胺、氯波必利、多潘立酮。

（5）胃肠动力药主要有：西沙必利、普芦卡必利。

因此，本题的正确答案为D。

36.【试题答案】 A

【试题解析】本题考查要点是"多巴胺受体激动剂的种类"。

（1）多巴胺受体激动剂主要有：罗匹尼罗、培高莱、阿扑吗啡、布地品。

（2）直接作用于DNA的药物（雌激素受体阻断剂）主要有：安吖啶、他莫昔芬。

（3）5-HT_3受体阻断剂主要有：格拉司琼、多拉司琼、昂丹司琼。

（4）多巴胺受体阻断剂主要有：甲氧氯普胺、氯波必利、多潘立酮。

（5）5-HT_4受体激动剂主要有：西沙必利、普芦卡必利。

因此，本题的正确答案为A。

37.【试题答案】 B

【试题解析】本题考查要点是"非共价键的键合类型"。非共价键键合是可逆的结合形式，其键合的形式有：范德华力、氢键、疏水键、静电引力、电荷转移复合物、偶极相互作用力等。因此，本题的正确答案为B。

38.【试题答案】 E

【试题解析】本题考查要点是"药物的手性特征及其对药物作用的影响"。手性药物的对映体之间药物活性的差异主要有以下几个方面。①对映异构体之间具有等同的药理活性和强度；②对映异构体之间产生相同的药理活性，但强弱不同；③对映异构体中一个有活性，一个没有活性；④对映异构体之间产生相反的活性；⑤对映异构体之间产生不同类型的药理活性；⑥一种对映体具有药理活性，另一对映体具有毒性作用。因此，本题的正确答案为 E。

39.【试题答案】 A

【试题解析】本题考查要点是"手性药物两对映体分别起不同的治疗作用和毒副作用"。
（1）氯胺酮的治疗作用的对映体是：(S)-体，安眠镇痛。
（2）青霉胺的治疗作用的对映体是：(-)-体，免疫抑制，抗风湿。
（3）四咪唑的治疗作用的对映体是：(S)-体，广谱驱虫药。
（4）米安色林的治疗作用的对映体是：(S)-体，抗忧郁。
（5）左旋多巴的治疗作用的对映体是：(S)-体，抗震颤麻痹。
因此，本题的正确答案为 A。

40.【试题答案】 E

【试题解析】本题考查要点是"线性药物动力学"。蓄积程度越大，半衰期较大的药物容易产生蓄积。因此，本题的正确答案为 E。

二、B 型题

41~44.【试题答案】 B、E、C、A

【试题解析】本组题考查要点是"乳剂的稳定性"。
（1）分层：又称乳析，是指乳剂放置后出现分散相粒子上浮或下沉的现象。分层的主要原因是由于分散相和分散介质之间的密度差造成的。
（2）转相：又称为转型，是指由于某些条件的变化而改变乳剂类型的现象。由 O/W 型转变成 W/O 型或发生相反的变化。转相通常是由于乳化剂性质发生改变引起的，如油酸钠本来为 O/W 型乳化剂，加入足量的氯化钙，转变为 W/O 型乳化剂，可使乳剂转变成 W/O 型乳剂。另外，向乳剂中加入相反类型的乳化剂也可使乳剂转相。转相时两种乳化剂的量比称为转相临界点，只有大于临界点才发生转相。
（3）酸败：是指乳剂受外界因素及微生物的影响，使其中的油、乳化剂等发生变质的现象。可加入抗氧剂与防腐剂等防止或延缓酸败的发生。
（4）絮凝：指乳剂中分散相的乳滴由于某些因素的作用使其荷电减少，ζ 电位降低，出现可逆性的聚集现象。若絮凝状态进一步发生变化也可引起乳剂的合并或破裂。乳剂中的电解质和离子型乳化剂是产生絮凝的主要原因，同时絮凝与乳剂的黏度、相容积比以及流变性有密切的关系。

45~49.【试题答案】 B、E、C、A、D

【试题解析】本组题考查要点是"镇静与催眠药——苯二氮䓬类药物的化学结构"。
（1）奥沙西泮的化学结构是：

(2)劳拉西泮的化学结构是：

(3)硝西泮的化学结构是：

(4)地西泮的化学结构是：

(5)氯硝西泮的化学结构是：

50~51.【试题答案】B、A

【试题解析】本组题考查要点是"乳剂的分层现象、絮凝现象"。分层又称乳析，是指乳剂放置后出现分散相粒子上浮或下沉的现象。分层的主要原因是由于分散相和分散介质之间的密度差造成的。絮凝（指乳剂中分散相的乳滴由于某些因素的作用使其荷电减少，ζ电位降低，出现可逆性的聚集现象。若絮凝状态进一步发生变化也可引起乳剂的合并或破裂。乳剂中的电解质和离子型乳化剂是产生絮凝的主要原因，同时絮凝与乳剂的黏度、相容积比以及流变性有密切的关系。

52~56.【试题答案】 A、D、C、E、B

【试题解析】本组题考查要点是"栓剂的常用基质"。

(1)油脂性基质

①可可豆脂：是从植物可可树种仁中得到的一种固体脂肪，主要组分为硬脂酸、棕榈酸、油酸、亚油酸和月桂酸等的甘油酯。常温下为白色或淡黄色、脆性蜡状固体，无刺激性，可塑性好，相对密度为0.990~0.998，熔点30~35℃，10~20℃时易碎成粉末，是较适宜的栓剂基质，但由于其同质多晶型及含油酸具有不稳定性，已渐渐被半合成或合成油脂

性基质取代。

②半合成或全合成脂肪酸甘油酯：系由天然植物油经水解、分馏所得 C12～C18 游离脂肪酸，部分氢化后再与甘油酯化而成。这类基质具有适宜的熔点，不易酸败，为目前取代天然油脂的较理想的栓剂基质。

（2）水溶性基质

①甘油明胶：系用明胶、甘油与水制成，有弹性，不易折断，但塞入腔道后可缓慢溶于分泌液中，延长药物的疗效。其溶出速率可随水、明胶、甘油三者的比例改变而改变，甘油与水的含量越高，越易溶解。甘油能防止栓剂干燥，通常用水:明胶:甘油 = 10:20:70 的配比。以本品为基质的栓剂贮存时应注意在干燥环境中的失水性。本品也易滋长霉菌等微生物，故需加抑菌剂。明胶是胶原的水解物，凡与蛋白质能产生配伍变化的药物，如鞣酸、重金属盐等均不能用甘油明胶作基质。

（2）聚乙二醇（PEG）：为乙二醇的高分子聚合物总称，为结晶性载体，易溶于水，为难溶性药物的常用载体。PEG1000、4000、6000 三种的熔点分别为 38～40℃、40～48℃、55～63℃。通常将两种或两种以上的不同分子量的聚乙二醇加热熔融、混匀，制得所要求的栓剂基质。本品不需冷藏，贮存方便，但吸湿性较强，对黏膜产生刺激性，加入约 20% 的水润湿或在栓剂表面涂鲸蜡醇、使用硬脂醇薄膜可减轻刺激。PEG 基质不宜与银盐、奎宁、乙酰水杨酸、苯佐卡因、氯碘喹啉、磺胺类等药物配伍。

（3）泊洛沙姆（poloxamer）：本品为乙烯氧化物和丙烯氧化物的嵌段聚合物（聚醚）。为一种表面活性剂，易溶于水，能与许多药物形成空隙固溶体。本品的型号有多种，随聚合度增大，物态从液体、半固体至蜡状固体，易溶于水，多用于制备液体栓剂，是目前研究最为深入的制备温敏原位凝胶的高分子材料。较常用的型号有泊洛沙姆 188（商品名普朗尼克 F68），熔点为 52℃，具有表面活性作用，能促进药物的吸收；泊洛沙姆 407（商品名普郎尼克 F127），熔点 52～57℃，是目前液体栓剂基质中应用最为广泛的高分子材料。

57~60.【试题答案】　A、B、C、E

【试题解析】本组题考查要点是"注射剂常用的附加剂"。

（1）常用局麻剂有：盐酸普鲁卡因、利多卡因。

（2）常用抑菌剂有：苯酚、甲酚、氯甲酚、苯甲醇、三氯叔丁醇、硝酸苯汞、尼泊金类。

（3）常用抗氧剂有：焦亚硫酸钠、亚硫酸氢钠、亚硫酸钠、硫代硫酸钠。

（4）常用等渗调节剂有：氯化钠、葡萄糖。

（5）常用助悬剂有：羧甲基纤维素、明胶、果胶。

61~65.【试题答案】　A、B、D、C、E

【试题解析】本组题考查要点是"液体制剂的分类"。

（1）低分子溶液剂：系指小分子药物以分子或离子状态分散在溶剂中形成的均匀的可供内服或外用的液体制剂。包括溶液剂、糖浆剂、芳香水剂、涂剂和醑剂等。

（2）高分子溶液剂：系指高分子化合物（如胃蛋白酶、聚维酮、羧甲基纤维素钠等）

以单分子形式分散于分散介质中形成的均相体，属热力学稳定体系。

（3）乳剂：系指两种互不相溶的液体混合，其中一种液体以细小的液滴均匀地分散在另一种液体中形成非均相液体分散体系。分散的液滴状液体称为分散相，包在外面的液体称为分散介质（分散媒）。液体分散相分散于不相混溶介质中形成乳剂的过程称为"乳化"。

（4）溶胶剂：系指固体药物以多分子聚集体形式分散在水中形成的非均相液体制剂，也称为疏水胶体，药物微粒在1~100nm之间，胶粒是多分子聚集体，有极大的分散度，属于热力学不稳定体系。目前临床应用较少，但溶胶性质在药剂学中非常重要。

（5）混悬剂：系指难溶性固体药物以微粒状态分散于分散介质中形成的非均相的液体制剂。

66~69.【试题答案】 D、E、A、B

【试题解析】本组题考查要点是"药物剂型的重要性——可改变药物的作用性质"。可改变药物的作用性质：如硫酸镁口服剂型用作泻下药，但5%注射液静脉滴注，能抑制大脑中枢神经，具有镇静、解痉作用；又如依沙吖啶1%注射液用于中期引产，但0.1%~0.2%溶液局部涂敷有杀菌作用。

70~72.【试题答案】D、C、B

【试题解析】本题考查要点是"枸橼酸、甘油、羟丙甲纤维在处方组成中的作用"。枸橼酸在处方组成中作为pH调节剂使用。甘油在处方组成中是作润湿剂。羟丙甲纤维素为助悬剂。

73~75.【试题答案】B、D、C

【试题解析】本组题考查要点是"官能团"。硫醚与醚类化合物的不同点是前者可氧化成亚砜或砜，它们的极性强于硫醚。卤素是很强的吸电子基，可影响药物分子间的电荷分布和脂溶性及药物作用时间。羧酸成酯可增大脂溶性，易被吸收。

76~78.【试题答案】 A、C、E

【试题解析】本组题考查要点是"注射液的配伍和配伍禁忌"。在临床上采用多种注射剂配伍联合用药时，既要保证各种药物作用的有效性，又要防止发生配伍禁忌。输液作为一种特殊注射剂，常与其他注射液配伍，有时会发生输液与某些注射液的配伍变化，如出现浑浊、沉淀、结晶、变色、水解、效价下降等现象。

（1）血液：由于其成分复杂，与药物的注射液混合后可能引起溶血、血细胞凝集等现象。另外，血液不透明，发生浑浊和沉淀时不易观察。

（2）甘露醇：20%的甘露醇注射液为过饱和溶液，若加入某些药物如氯化钾、氯化钠等溶液，会引起甘露醇结晶析出。

（3）静脉注射用脂肪乳剂：加入其他药物配伍应慎重，有可能引起粒子的粒径增大，或产生破乳。

79~82.【试题答案】 A、E、C、B

【试题解析】本组题考查要点是"药学专业知识"。

(1) 药物化学是一门发现与发明新药、合成化学药物、阐明药物化学性质、研究药物分子与机体细胞（生物大分子）之间相互作用规律的综合性学科，是药学领域中重要的带头学科。

(2) 药剂学系指研究药物剂型和制剂的配制理论、生产技术、质量控制与合理应用等内容的一门综合性技术科学。药剂学的研究内容有：基本理论、处方设计、制备工艺、质量控制和合理应用等5个方面。

(3) 药理学是研究药物与机体（含病原体）相互作用及作用规律的学科。药物效应动力学（药效动力学，药效学）是药理学的主要内容，涉及研究药物对机体的作用及作用机制。药物动力学（药动学）是研究药物在机体的影响下所发生的变化及其规律。

(4) 药物分析学是建立在药物结构与性质以及现代分析技术的基础上，研究和发展药物质量控制规律的应用学科，其基本内涵是药品质量研究与评价。

83~86. 【试题答案】 C、B、A、D

【试题解析】本组题考查要点是"生物药剂学分类系统根据药物溶解性和肠壁渗透性的不同组合的分类"。药物的吸收、分布、排泄过程是在水相和脂相间经多次分配实现的，因此要求药物既具有脂溶性又有水溶性。足够的亲水性能够保证药物分子溶于水相，适宜的亲脂性保障药物对细胞膜的渗透性。药物溶解性和渗透性之间存在着既相互对立又统一的性质，生物药剂学分类系统根据药物溶解性和肠壁渗透性的不同组合将药物分为四类：第Ⅰ类是高水溶解性、高渗透性的两亲性分子药物，其体内吸收取决于胃排空速率，如普萘洛尔、依那普利、地尔硫䓬等；第Ⅱ类是低水溶解性、高渗透性的亲脂性分子药物，其体内吸收取决于溶解速率，如双氯芬酸、卡马西平、吡罗昔康等；第Ⅲ类是高水溶解性、低渗透性的水溶性分子药物，其体内吸收受渗透效率影响，如雷尼替丁、纳多洛尔、阿替洛尔等；第Ⅳ类是低水溶解性、低渗透性的疏水性分子药物，其体内吸收比较困难，如特非那定、酮洛芬、呋塞米等。

87~90. 【试题答案】 B、D、A、C

【试题解析】本组题考查要点是"固体制剂的一般质量要求"。固体制剂主要包括散剂、颗粒剂、胶囊剂和片剂等，不同剂型需要根据药典规定满足相应的质量要求：

(1) 散剂的质量检查项目主要包括：粒度、外观均匀度、干燥失重（水分）、装量差异、装量、无菌和微生物限度。除另有规定外，化学药局部用散剂和用于烧伤或严重创伤的外用散剂及儿科用中药散剂，按单筛分法依法检查，通过七号筛（120目，125μm）的粉末重量不得少于95%；外观应色泽均匀；干燥失重减失重量不得过2.0%；水分含量不得过9.0%；多剂量包装的装量以及装量差异限度应符合药典要求；用于烧伤或者创伤局部用散剂应该符合无菌要求；微生物限度检查符合药典相关规定。

(2) 颗粒剂的质量检查项目主要包括：粒度、干燥失重、溶化性、装量差异、装量、微生物限度。除另有规定外，颗粒剂的粒度，不能通过一号筛（2000μm）与能通过五号筛（180μm）的总和不得超过供试量的15%；按药典方法检测，干燥失重减失重量不得过2.0%；可溶性颗粒和泡腾颗粒的溶化性应该符合药典相关规定；多剂量包装的装量应符合药典要求。

（3）片剂的质量检查项目主要包括：外观均匀度、硬度、重量差异（含量均匀度）、崩解时限（溶出度或释放度）、微生物限度等。片剂外观应完整光洁，色泽均匀；硬度适宜并具有一定的耐磨性；含量限度、重量差异或含量均匀度、崩解时限（溶出度或释放度）、微生物限度等需符合药典相关要求。

（4）胶囊剂的质量检查项目主要包括：水分、装量差异（含量均匀度）、崩解时限（溶出度）、微生物限度。除另有规定外，相关检查均应符合药典要求。

91~95. 【试题答案】　　E、B、D、C、A

【试题解析】本组题考查要点是"固体制剂的相关知识"。

（1）散剂系指原料药物或与适宜的辅料经粉碎、均匀混合制成的干燥粉末状制剂，在临床中应用广泛。

（2）颗粒剂是将药物与适宜的辅料配合而制成的颗粒状制剂，一般可分为可溶性颗粒剂，混悬型颗粒剂和泡腾性颗粒剂，若粒径在 105~500μm 范围内，又称为细粒剂。其主要特点是可以直接吞服，也可以冲入水中饮入，应用和携带比较方便，溶出和吸收速度较快。

（3）片剂系指药物与适宜的辅料制成的圆片状或异形片状的固体制剂。中药还有浸膏片、半浸膏片和全粉片等。

（4）硬胶囊统称为胶囊，是指采用适宜的制剂技术，将药物或加适宜辅料制成粉末、颗粒、小片、小丸、半固体或液体等，充填于空心胶囊中的胶囊剂。

（5）软胶囊是指将一定量的液体药物直接包封，或将固体药物溶解或分散在适宜的辅料中制备成溶液、混悬液、乳状液或半固体，密封于软质囊材中的胶囊剂。可用滴制法或压制法制备。

96~100. 【试题答案】　　B、E、C、A、D

【试题解析】本组题考查要点是"颗粒剂的分类"。颗粒剂可分为可溶颗粒（通称为颗粒）、混悬颗粒、泡腾颗粒、肠溶颗粒、缓释颗粒和控释颗粒等。

（1）混悬颗粒：指难溶性固体药物与适宜辅料制成一定粒度的干燥颗粒剂。临用前加水或其他适宜的液体振摇，即可分散成混悬液供口服。

（2）泡腾颗粒：指含有碳酸氢钠和有机酸，遇水可放出大量气体而呈泡腾状的颗粒剂。泡腾颗粒中的药物应是易溶性的，加水产生气泡后应能溶解。

（3）肠溶颗粒：系指采用肠溶材料包裹颗粒或其他适宜方法制成的颗粒剂。肠溶颗粒耐胃酸，而在肠液中释放活性成分或控制药物在肠道内定位释放，可防止药物在胃内分解失效，避免对胃的刺激。

（4）缓释颗粒：系指在规定的释放介质中缓慢地非恒速释放药物的颗粒剂。

（5）控释颗粒：系指在规定的释放介质中缓慢地恒速释放药物的颗粒剂。

三、C型题

101.【试题答案】 A

【试题解析】本题考查要点是"静脉注射用脂肪乳"。精制大豆油是油相,也是主药,精制大豆磷脂是乳化剂,注射用甘油是等渗调节剂。因此,本题的正确答案为A。

102.【试题答案】 D

【试题解析】本题考查要点是"除去容器或用具上热原的方法"。除去容器或用具上热原的方法:①高温法:对于耐高温的容器或用具,如注射用针筒及其他玻璃器皿,在洗涤干燥后,经180℃加热2小时或250℃加热30分钟,可以破坏热原;②酸碱法:对于耐酸碱的玻璃容器、瓷器或塑料制品,用强酸强碱溶液处理,可有效地破坏热原,常用的酸碱液为重铬酸钾硫酸洗液、硝酸硫酸洗液或稀氢氧化钠溶液。因此,本题的正确答案为D。

103.【试题答案】 C

【试题解析】本题考查要点是"静脉注射脂肪乳的临床适应证"。静脉注射脂肪乳的临床适应证:静脉注射脂肪乳是一种浓缩的高能量肠外营养液,可供静脉注射,能完全被机体吸收,它具有体积小、能量高、对静脉无刺激等优点。因此本品可供不能口服食物和严重缺乏营养的(如外科手术后或大面积烧伤或肿瘤等)患者使用。因此,本题的正确答案为C。

104.【试题答案】 A

【试题解析】本题考查要点是"阿奇霉素分散片"。处方中,阿奇霉素为主药,羧甲基淀粉钠为崩解剂(内外加法),乳糖和微晶纤维素为填充剂,甜蜜素为矫味剂,2% HPMC 水溶液为黏合剂,滑石粉和硬脂酸镁为润滑剂。该分散片遇水迅速崩解,均匀分散为混悬状,适合大剂量难溶性药物的剂型设计。因此,本题的正确答案为A。

105.【试题答案】 C

【试题解析】本题考查要点是"阿奇霉素分散片"。参考104题试题解析内容。

106.【试题答案】 E

【试题解析】本题考查要点是"阿奇霉素分散片的临床适应证"。阿奇霉素分散片的临床适应证:①化脓性链球菌引起的急性咽炎、急性扁桃体炎;②敏感细菌引起的鼻窦炎、急性中耳炎、急性支气管炎、慢性支气管炎急性发作;③肺炎链球菌、流感嗜血杆菌以及肺炎支原体所致的肺炎;④沙眼衣原体及非多种耐药淋病奈瑟菌所致的尿道炎和宫颈炎;⑤敏感细菌引起的皮肤软组织感染。因此,本题的正确答案为E。

107.【试题答案】 B

【试题解析】本题考查要点是"哮喘的临床表现"。哮喘临床可表现为反复发作的喘息、气促、胸闷和(或)咳嗽等症状,多在夜间和(或)清晨发作、加剧,并伴有哮鸣音。根据患者的病情表现诊断该患者可能患有哮喘病。因此,本题的正确答案为B。

108. 【试题答案】   A

【试题解析】本题考查要点是"平喘药—β₂受体激动剂—沙丁胺醇"。沙丁胺醇是平喘药；氧氟沙星是抗菌药；地塞米松是强效皮质激素，为内分泌系统疾病用药；罗红霉素是大环内酯类抗菌药；可待因是镇咳药。因此，本题的正确答案为 A。

109. 【试题答案】   E

【试题解析】本题考查要点是"平喘药—β₂受体激动剂—沙丁胺醇"。临床应用的β₂肾上腺素受体激动剂药物绝大多数都具有β-苯乙胺的基本结构，即苯基与氨基以二碳链相连，碳链增长或缩短均使作用降低。氨基N上大多带有一个烷基，β-碳原子上带有一个羟基，苯环上不同位置通常带有各种取代基。

将异丙肾上腺素苯核3位的酚羟基用羟甲基取代，N原子上的异丙基用叔丁基取代，得到沙丁胺醇，其化学稳定性增加，β₂受体的选择性增强。市售的沙丁胺醇是外消旋体，常用其硫酸盐。其R-左旋体对β₂受体的亲和力较大，分别为消旋体和右旋体的2倍和100倍。而S-右旋体代谢较慢，对气管副作用较高。在沙丁胺醇的侧链氮原子上的叔丁基用一长链的亲脂性取代基取代得到沙美特罗，是一长效β₂受体激动剂，作用时间长达12小时。

因此，本题的正确答案为 E。

110. 【试题答案】   C

【试题解析】本题考查要点是"平喘药—β₂受体激动剂—沙丁胺醇"。平喘药—β₂受体激动剂—沙丁胺醇的化学结构是：

因此，本题的正确答案为 C。

四、X 型题

111. 【试题答案】ABC

【试题解析】本题考查要点是"药品标准正文内容"。《中国药典》各部收载的正文内容略有差异，以二部为例，其内容根据品种和剂型不同，按顺序可分别列有：品名（包括中文名、汉语拼音与英文名）、有机药物的结构式、分子式与分子量、来源或有机药物的化学名称、含量或效价规定、处方、制法、性状、鉴别、检查、含量或效价测定、类别、规格、贮藏、制剂及杂质信息等。因此，本题的正确答案为 ABC。

112. 【试题答案】   ABCD

【试题解析】本题考查要点是"遗传因素"。遗传因素主要有种属差异、种族差异、特异质反应、遗传多态性。因此，本题的正确答案是 ABCD。

113. 【试题答案】   ABCE

【试题解析】本题考查要点是"生物技术药物"。生物技术药物是指所有以生物物质为原料的各种生物活性物质及其人工合成类似物，以及通过现代生物技术制得的药物。生物技术药物包括细胞因子、重组蛋白质药物、抗体、疫苗和寡核苷酸药物等，可用于防治肿瘤、心血管疾病、糖尿病等多种疾病，在临床上已有广泛应用。因此，本题的正确答案为ABCE。

114. 【试题答案】 BCDE

【试题解析】本题考查要点是"药物剂型的重要性"。良好的剂型可以发挥出良好的药效，剂型的重要性主要体现在以下几个方面：①可改变药物的作用性质；②可调节药物的作用速度；③可降低（或消除）药物的不良反应；④可产生靶向作用；⑤可提高药物的稳定性；⑥可影响疗效。因此，本题的正确答案为BCDE。

115. 【试题答案】 ACDE

【试题解析】本题考查要点是"药用辅料的一般质量要求"。药用辅料应符合以下质量要求：①药用辅料必须符合药用要求，供注射剂用的应符合注射用质量要求。②药用辅料应通过安全性评估，对人体无毒害作用，化学性质稳定，不与主药及其他辅料发生作用，不影响制剂的质量检验。③药用辅料的安全性以及影响制剂生产、质量、安全性和有效性的性质应符合要求。包括与生产工艺及安全性有关的常规试验（如性状、鉴别、检查、含量测定等）项目及影响制剂性能的功能性试验（如黏度等）。④根据不同的生产工艺及用途，药用辅料的残留溶剂、微生物限度或无菌应符合要求；注射用药用辅料的热原或细菌内毒素、无菌等应符合要求。因此，本题的正确答案为ACDE。

116. 【试题答案】 ABCDE

【试题解析】本题考查要点是"缓释、控释制剂的释药原理"。缓释、控释制剂所涉及的释药原理主要有溶出、扩散、溶蚀、渗透压或离子交换等。

（1）溶出原理：由于药物的释放受溶出速度的限制，溶出速度慢的药物显示出缓释的性质。根据Noyes-Whitney方程，可采用制成溶解度小的盐或酯、与高分子化合物生成难溶性盐、控制粒子大小等方法和技术。

（2）扩散原理：以扩散为主的缓释、控释制剂，药物首先溶解成溶液，再从制剂中扩散出来进入体液，其释药受扩散速率的控制。药物的释放以扩散为主的结构有：贮库型（膜控型）和骨架型。利用扩散原理达到缓、控释作用的方法包括：增加黏度以减小扩散速度、包衣、制微囊、不溶性骨架片、植入剂、乳剂等。

（3）溶蚀与溶出、扩散结合原理：释药系统不可能只取决于溶出或扩散，只是因其中某种释药机制起主导作用，故可以归类于溶出控制型或扩散控制型。对于生物溶蚀型骨架系统，不仅药物可从骨架中扩散出来，而且骨架本身也存在溶蚀的过程。当聚合物溶解时，药物扩散的路径长度改变，形成移动界面扩散系统。

（4）渗透压驱动原理：以渗透压为动力，以零级释放为主要特征，释药不受释药环境pH的影响，极大地提高药物的安全性和有效性。渗透压系统中，片芯由水溶性药物和聚合物或其他辅料制成，外面用水不溶性的聚合物包衣，包衣壳顶部用激光打一细孔，形成渗透泵片。当渗透泵片与水接触时，水即可通过包衣半透膜渗入片芯，使药物溶解成饱和溶液，加之高渗透压辅料的溶解，形成膜内外的渗透压差，药物的饱和溶液由细孔持续流出，流出量与渗透进膜内的水量相等，直到片芯内的药物完全溶解。

(5) 离子交换作用：由水不溶性交联聚合物组成的树脂，其聚合物链的重复单元上含有成盐基团，药物可结合于树脂上。当带有适当电荷的离子与离子交换基团接触时，通过交换将药物释放出来。药物从树脂中的扩散速度受扩散面积、扩散路径长度和树脂的刚性（为树脂制备过程中交联剂用量的函数）的控制。

因此，本题的正确答案为ABCDE。

117.【试题答案】　ABDE

【试题解析】本题考查要点是"配伍变化的处理方法"。疗效的配伍禁忌，必须在了解医师用药意图后共同加以矫正和解决。但物理的或化学的配伍禁忌的处理，一般可在上述处理原则下按下法进行：

(1) 改变贮存条件：有些药物在患者使用过程中，由于贮存条件如温度、空气、二氧化碳、水、光线等影响会加速沉淀、变色或分解，故应在密闭及避光的条件下，贮存于棕色瓶中，发出的剂量不宜多。

(2) 改变调配次序：改变调配次序往往可克服一些不应产生的配伍禁忌。

(3) 改变溶剂或添加助溶剂：改变溶剂是指改变溶剂容量或使用混合溶剂。此法常用于防止或延缓溶液剂析出沉淀或分层。

(4) 调整溶液pH：[H^+]的改变能影响很多微溶性药物溶液的稳定性。对于此类药物，特别是注射用药物，精确控制氢离子浓度十分重要。

(5) 改变有效成分或改变剂型：在征得医师同意的情况下，可改变有效成分，但替换的药物疗效应力求与原成分相类似，用法也尽量与原方一致。

因此，本题的正确答案为ABDE。

118.【试题答案】　ABDE

【试题解析】本题考查要点是"药品的包装材料的质量要求"。根据药品的包装材料的特性，药品的包装材料的标准主要包含以下项目：

(1) 材料的确认（鉴别）：主要确认材料的特性、防止掺杂、确认材料来源的一致性。

(2) 材料的化学性能检查：检查材料在各种溶剂（如水、乙醇和正己烷）中浸出物（主要检查有害物质、低分子量物质、未反应物、制作时带入物质、添加剂等）、还原性物质、重金属、蒸发残渣、pH、紫外吸收度等；检查材料中特定的物质，如聚氯乙烯硬片中氯乙烯单体、聚丙烯输液瓶中催化剂、复合材料中溶剂残留；检查材料加工时的添加物，如橡胶中硫化物、聚氯乙烯膜中增塑剂（邻苯二甲酸二辛酯）、聚丙烯输液瓶中抗氧剂等。

(3) 材料、容器的使用性能检查：容器需检查密封性、水蒸气透过量、抗跌落性、滴出量（若有定量功能的容器）等；片材需检查水蒸气透过量、抗拉强度、延伸率；如该材料、容器需组合使用需检查热封强度、扭力、组合部位的尺寸等。

(4) 材料、容器的生物安全检查：微生物数，根据该材料、容器被用于何种剂型，测定各种类微生物的量；安全性，根据该材料、容器被用于何种剂型，需选择检查异常毒性、溶血细胞毒性、眼刺激性、细菌内毒素等项目。

因此，本题的正确答案为ABDE。

119. 【试题答案】 ACDE

【试题解析】本题考查要点是"药品储存"。药品储存系指药品从生产到消费领域的流通过程中，经过多次停留而形成的储备，是药品流通过程中必不可少的重要环节。

企业应当根据药品的质量特性对药品进行合理储存，并符合以下要求：①按包装标示的温度要求储存药品，包装上没有标示具体温度的，按照《中华人民共和国药典》规定的贮藏要求进行储存；②储存药品相对湿度为35%～75%；③在人工作业的库房储存药品，按质量状态实行色标管理：合格药品为绿色，不合格药品为红色，待确定药品为黄色；④储存药品应当按照要求采取避光、遮光、通风、防潮、防虫、防鼠等措施；⑤搬运和堆码药品应当严格按照外包装标示要求规范操作，堆码高度符合包装图示要求，避免损坏药品包装；⑥药品按批号堆码，不同批号的药品不得混垛，垛间距不小于5cm，与库房内墙、顶、温度调控设备及管道等设施间距不小于30cm，与地面间距不小于10cm；⑦药品与非药品、外用药与其他药品分开存放，中药材和中药饮片分库存放；⑧特殊管理的药品应当按照国家有关规定储存；⑨拆除外包装的零货药品应当集中存放；⑩储存药品的货架、托盘等设施设备应当保持清洁，无破损和杂物堆放；⑪未经批准的人员不得进入储存作业区，储存作业区内的人员不得有影响药品质量和安全的行为；⑫药品储存作业区内不得存放与储存管理无关的物品。因此，本题的正确答案为ACDE。

120. 【试题答案】 ABD

【试题解析】本题考查要点是"首过效应"。药物在尚未吸收进入血液循环之前，在肠黏膜和肝脏被代谢而使进入血液循环的原形药量减少的现象，称为"首过效应"。首过效应使药物生物利用度降低，首过效应大的药物宜改变给药途径。为避免首过效应，常采用注射、舌下、鼻腔、肺部、直肠下部给药或经皮给药，药物吸收过程不经肝脏，直接进入体循环，从而减少首过效应的损失。

药学专业知识（一）

临考冲刺模拟试卷（三）

一、**A 型题**（最佳选择题。共 40 题，每题 1 分。每题的备选答案中只有一个最佳答案）

1. 关于药品命名的说法，下列各项中正确的是（　　）
   A. 药品不能申请商品名　　　　　　B. 药品通用名可以申请专利和行政保护
   C. 药品化学名是国际非专利药品名称　D. 药典中使用的名称是通用名
   E. 制剂一般采用商品名加剂型名

2. 葡萄糖醛酸的结合反应类型不包括（　　）
   A. O – 葡萄糖醛苷化　　　B. N – 葡萄糖醛苷化
   C. S – 葡萄糖醛苷化　　　D. C – 葡萄糖醛苷化
   E. α – 葡萄糖醛苷化

3. 不属于新药临床前研究内容的是（　　）
   A. 人体安全性评价研究　　　B. 一般药理学研究
   C. 动物药动学研究　　　　　D. 毒理学研究
   E. 药效学研究

4. 吗啡中的 3 – 酚羟基与葡萄糖醛酸反应生成（　　）
   A. 3 – O – 葡萄糖醛苷物　　B. 3 – N – 葡萄糖醛苷物
   C. 3 – S – 葡萄糖醛苷物　　D. 3 – C – 葡萄糖醛苷物
   E. 3 – α – 葡萄糖醛苷物

5. 铁剂治疗缺铁性贫血的作用机制是（　　）
   A. 影响酶的活性　　　　　B. 影响核酸代谢
   C. 补充体内物质　　　　　D. 影响机体免疫功能
   E. 影响细胞环境

6. 与氨基酸的结合反应是体内许多（　　）和代谢物的主要结合反应。
   A. 氨基类药物　　　　　　B. 羟基类药物
   C. 羧酸类药物　　　　　　D. 羧基类药物
   E. 羟酸类药物

7. 高血压高血脂患者，服用药物后，经检查发现肝功能异常，则该药物是（　　）
   A. 辛伐他汀　　　　　　　B. 缬沙坦
   C. 氨氯地平　　　　　　　D. 维生素
   E. 亚油酸

8. 酸类药物成酯后，其理化性质变化是（　　）

A. 脂溶性增大，易离子化 B. 脂溶性增大，不易通过生物膜
C. 脂溶性增大，刺激性增加 D. 脂溶性增大，与碱性药物作用强
E. 脂溶性增大，易吸收

9. 属于对因治疗的药物作用是（ ）
   A. 硝苯地平降血压 B. 对乙酰氨基酚降低发热体温
   C. 硝酸甘油缓解心绞痛发作 D. 聚乙二醇4000治疗便秘
   E. 环丙沙星治疗肠道感染

10. （ ）颗粒剂不宜用铁质或铝制容器冲服，以免影响疗效。
    A. 可溶型 B. 混悬型
    C. 泡腾型 D. 肠溶型
    E. 中药型

11. 凡主药剂量小于（ ）时需要加入一定剂量的稀释剂。
    A. 75mg B. 50mg
    C. 30mg D. 25mg
    E. 15mg

12. 药物流行病学是临床药学与流行病学两个学科相互渗透、延伸发展起来的新药研究领域，主要任务不包括（ ）
    A. 新药临床试验前，药效学研究的设计
    B. 药物上市前，临床试验的设计
    C. 上市后药品有效性再评价
    D. 上市后药品不良反应或非预期性作用的监测
    E. 国家疾病药物的遴选

13. 片剂制剂中，（ ）是首选的润湿剂。
    A. 甲醇 B. 乙醇
    C. 水 D. 蒸馏水
    E. 纯净水

14. 盐酸西替利嗪咀嚼片中作为黏合剂的是（ ）
    A. 预胶化淀粉 B. 乳糖
    C. 阿司帕坦 D. 聚维酮乙醇溶液
    E. 硬脂酸镁

15. 口服液体制剂、乳剂、含醇制剂及含芳香挥发性成分制剂等，常采用（ ）包装。
    A. 琥珀色玻璃瓶 B. 蓝色玻璃瓶
    C. 白色玻璃瓶 D. 白色塑料容器
    E. 蓝色塑料容器

16. 下列各项中，可以作为胶浆剂的是（ ）
    A. 桂皮糖浆 B. 山梨醇
    C. 羧甲基纤维素钠 D. 薄荷挥发油
    E. 叶绿酸铜钠盐

17. 关于散剂特点的说法，下列各项中错误的是（　　）
    A. 粒径小，比表面积大　　　　B. 尤其适宜湿敏感药物
    C. 易分散，起效快　　　　　　D. 包装、贮存、运输、携带较方便
    E. 便于婴幼儿、老人服用

18. 在乳剂的形成与稳定中发挥着极其重要的作用的是（　　）
    A. 抗氧剂　　　　　　　　　　B. 防腐剂
    C. 油相　　　　　　　　　　　D. 水相
    E. 乳化剂

19. 随胆汁排出的药物或代谢物，在肠道转运期间重吸收而返回门静脉的现象是（　　）
    A. 零级代谢　　　　　　　　　B. 首过效应
    C. 被动扩散　　　　　　　　　D. 肾小管重吸收
    E. 肠肝循环

20. 去甲肾上腺素与血管平滑肌细胞的α受体结合，属于去甲肾上腺素的（　　），而去甲肾上腺素引起的血管收缩、血压上升，为其（　　）
    A. 药效学　药物作用的选择性　B. 药理效应　药效学
    C. 药理效应　药物作用　　　　D. 药物作用　药理效应
    E. 药物作用　药物效应动力学

21. 药品不良反应因果关系评定依据不包括（　　）
    A. 时间相关性　　　　　　　　B. 文献合理性
    C. 再次用药剂量　　　　　　　D. 撤药结果
    E. 影响因素甄别

22. 不属于低分子溶液剂的是（　　）
    A. 碘甘油　　　　　　　　　　B. 布洛芬混悬滴剂
    C. 复方薄荷脑醑　　　　　　　D. 复方磷酸可待因糖浆
    E. 对乙酰氨基酚口服溶液

23. （　　）冲服如有部分药物不溶解也应该一并服用。
    A. 可溶型颗粒剂　　　　　　　B. 混悬型颗粒剂
    C. 泡腾型颗粒剂　　　　　　　D. 肠溶型颗粒剂
    E. 缓释型颗粒剂

24. 地高辛的表观分布容积为500L，远大于人体体液容积，原因可能是（　　）
    A. 药物全部分布在血液
    B. 药物全部与组织蛋白结合
    C. 药物大部分与血浆蛋白结合，组织蛋白结合少
    D. 药物大部分与血浆蛋白结合，主要分布在组织
    E. 药物在组织和血浆分布

25. 关于眼用制剂的说法，下列各项中错误的是（　　）
    A. 滴眼液应与泪液等渗
    B. 混悬性滴眼液用前需充分混匀

C. 增大滴眼液的黏度，有利于提高药效
D. 用于手术后的眼用制剂必须保证无菌，应加入适量抑菌剂
E. 为减小刺激性，滴眼液应使用缓冲液调节溶液的 pH，使其在生理耐受范围

26. 结核患者可根据其对异烟肼乙酰化代谢速度的快慢分为异烟肼慢代谢者和快代谢者，异烟肼慢代谢者服用相同剂量异烟肼，其血药浓度比快代谢者高，药物蓄积而导致体内维生素 B_6 缺乏，而异烟肼快代谢者则易发生药物性肝炎甚至肝坏死。白种人多为异烟肼慢代谢者，而黄种人多为异烟肼快代谢者。据此，对不同种族服用异烟肼出现不同不良反应的分析，正确的是(　　)
    A. 异烟肼对白种人和黄种人均易引起肝损害
    B. 异烟肼对白种人和黄种人均易诱发神经炎
    C. 异烟肼对白种人易引起肝损害，对黄种人易诱发神经炎
    D. 异烟肼对白种人和黄种人均不易诱发神经炎和引起肝损害
    E. 异烟肼对白种人易诱发神经炎，对黄种人易引起肝损害

27. 灭菌制剂和无菌制剂的质量要求不包括(　　)
    A. 无菌   B. 具有一定的热原
    C. 安全性高   D. 渗透压应和血浆的渗透压相等或接近
    E. 具有一定的稳定性

28. 药物被吸收进入血液循环的速度和程度，称为(　　)
    A. 生物转化   B. 生物利用度
    C. 生物半衰期   D. 肠肝循环
    E. 表现分布容积

29. 肾上腺素经甲基化后生成(　　)
    A. 3 - O - 甲基肾上腺素   B. 3 - S - 甲基肾上腺素
    C. 3 - C - 甲基肾上腺素   D. 3 - N - 甲基肾上腺素
    E. 3 - A - 甲基肾上腺素

30. 不要求进行无菌检查的剂型是(　　)
    A. 注射剂   B. 冲洗剂
    C. 植入剂   D. 吸入粉雾剂
    E. 眼部手术用软膏剂

31. 药物警戒的主要工作内容不包括(　　)
    A. 早期发现未知药品的不良反应及其相互作用
    B. 发现已知药品的不良反应的增长趋势
    C. 分析药品不良反应的风险因素和可能的机制
    D. 对风险进行定性分析，发布相关信息，促进药品监督管理和指导临床用药
    E. 对效益评价进行定量分析，发布相关信息，促进药品监督管理和指导临床用药

32. 应用地西泮催眠，次晨出现的乏力、困倦等反应属于(　　)
    A. 变态反应   B. 特异质反应
    C. 毒性反应   D. 副反应

E. 后遗效应

33. 药物口服后的主要吸收部位是(   )
    A. 胃　　　　　　　　　　B. 口腔
    C. 小肠　　　　　　　　　D. 直肠
    E. 大肠

34. 下列剂型中,既可内服又可外用的是(   )
    A. 糖浆剂　　　　　　　　B. 胶囊剂
    C. 颗粒剂　　　　　　　　D. 液体制剂
    E. 凝胶剂

35. 依据新分类方法,药品不良反应按不同反应的英文名称首字母分为 A～H 和 U 九类。其中 A 类不良反应是指(   )
    A. 促进微生物生长引起的不良反应
    B. 家庭遗传缺陷引起的不良反应
    C. 取决于药物或赋形剂的化学性质引起的不良反应
    D. 特定给药方式引起的不良反应
    E. 药物对人体呈剂量相关的不良反应

36. 两性霉素 B 注射液为胶体分散系统,若加入到含大量电解质的输液中出现沉淀,是由于(   )
    A. pH 改变引起　　　　　　B. 离子作用引起
    C. 直接反应引起　　　　　　D. 盐析作用引起
    E. 溶剂组成改变引起

37. 下列各项中,属于栓剂水溶性基质的是(   )
    A. 可可豆脂　　　　　　　　B. 椰油酯
    C. 棕榈酸酯　　　　　　　　D. 混合脂肪酸甘油酯
    E. 泊洛沙姆

38. 下列哪种物质不能作混悬剂的助悬剂(   )
    A. 西黄蓍胶　　　　　　　　B. 甘油
    C. 硬脂酸钠　　　　　　　　D. 羧甲基纤维素钠
    E. 硅皂土

39. 下列各项中,有关对经皮给药制剂的表述,错误的是(   )
    A. 可以避免肝脏的首过效应
    B. 不存在组织代谢与储库作用
    C. 可以维持恒定的血药浓度
    D. 大面积给药,可能对皮肤产生刺激性和过敏性
    E. 根据治疗要求可随时终止给药

40. 临床治疗药物检测的前提是体内药物浓度的准确测定,在体内药物浓度测定中,如果抗凝剂、防腐剂可能与被测的药物发生作用,并对药物浓度的测定产生干扰,测检样品宜选择(   )
    A. 汗液　　　　　　　　　　B. 尿液

C. 全血
D. 血浆
E. 血清

二、B型题（配伍选择题。共60题，每题1分。备选答案在前，试题在后。每组若干题。每组题均对应同一组备选答案。每题只有一个正确答案，每个备选答案可重复选用，也可不选用）

A. 粒径小、比表面积大、易分散、起效快
B. 分散性、附着性、团聚性、引湿性等较小
C. 受外界空气、水分、光线等影响较小，化学性质更稳定
D. 掩盖药物的不良臭味，提高药物稳定性
E. 药物以分子或微粒状态分散在介质中，分散程度高，吸收快，作用较迅速

41. 属于胶囊剂的优点的是（ ）
42. 属于散剂的优点的是（ ）
43. 属于片剂的优点的是（ ）
44. 属于颗粒剂的优点的是（ ）

A. 外用或局部外用适宜于溃疡、外伤的治疗
B. 适宜于老年人和儿童用药以及有吞咽困难的患者使用
C. 适用于治疗阴道炎症及其相关疾病，应严格按照医嘱和药品使用说明书使用
D. 属于粗分散体系，所用分散介质大多数为水，也可用植物油
E. 服用时的最佳姿势为站着服用、低头咽，且须整粒吞服

45. 属于胶囊剂的临床应用的是（ ）
46. 属于颗粒剂的临床应用的是（ ）
47. 属于阴道片的临床应用的是（ ）
48. 属于散剂的临床应用的是（ ）

A. 物料中细粉太多，压缩时空气不能及时排出
B. 黏性力差，压缩压力不足
C. 增塑性物料或黏合剂使片剂的结合力过强
D. 片剂不崩解，颗粒过硬，药物的溶解度差
E. 片重差异超限、药物的混合度差、可溶性成分的迁移

49. 松片的主要原因是（ ）
50. 影响片剂含量不均匀的主要原因是（ ）
51. 片剂产生裂片的处方因素是（ ）
52. 影响片剂溶出超限的主要原因是（ ）
53. 影响片剂崩解的主要原因是（ ）

A. 脂肪酸山梨坦
B. 聚山梨酯
C. 聚氧乙烯脂肪酸酯
D. 聚氧乙烯脂肪醇醚

E. 聚氧乙烯-聚氧丙烯共聚物
54. 商品名为卖泽类的是(　　)
55. 商品名为吐温的是(　　)
56. 商品名为普朗尼克的是(　　)
57. 商品名为司盘的是(　　)
58. 商品名为苄泽类的是(　　)

A. 溶液剂 B. 醑剂
C. 搽剂 D. 涂剂
E. 涂膜剂

59. 系指含原料药物的水性或油性溶液、乳状液、混悬液的是(　　)
60. 系指挥发性药物的浓乙醇溶液的是(　　)
61. 系指药物溶解于溶剂中形成的澄明液体制剂的是(　　)
62. 系指原料药物用乙醇、油或适宜的溶剂制成的溶液、乳状液或混悬液的是(　　)
63. 系指原料药物溶解或分散于含有膜材料溶剂中的是(　　)

A. 注射剂 B. 植入型制剂
C. 眼用制剂 D. 局部外用制剂
E. 其他用制剂

64. 冻干粉针属于(　　)
65. 止血海绵剂属于(　　)
66. 原位凝胶属于(　　)
67. 溶液属于(　　)
68. 眼膏属于(　　)

A. 分散片 B. 口崩片
C. 滴丸剂 D. 吸入制剂
E. 粉雾剂

69. 工艺条件易于控制,质量稳定,剂量准确,受热时间短,易氧化及具挥发性的药物溶于基质后,可增加其稳定性的是(　　)
70. 服用方便,唾液即可使其崩解或溶解的是(　　)
71. 适用于要求快速起效的难溶性药物和生物利用度低的药物,不适用于毒副作用较大、安全系数较低和易溶于水的药物是(　　)
72. 吸收速度很快,几乎与静脉注射相当的是(　　)

A. 亲水性凝胶骨架材料 B. 不溶性骨架材料
C. 不溶性高分子材料 D. 肠溶性高分子材料
E. 增稠剂

73. 羟丙甲纤维素(HPMC)属于(　　)

74. 聚乙烯醇（PVA）属于（ ）
75. 乙烯-醋酸乙烯共聚物属于（ ）
76. 羟丙甲纤维素酞酸酯（HPMCP）属于（ ）
77. 不溶性骨架材料 EC 属于（ ）

  A. 前体脂质体   B. 长循环脂质体
  C. 免疫脂质体   D. 热敏脂质体
  E. pH 敏感性脂质体

78. 脂质体表面联接抗体，对靶细胞进行识别，提高脂质体的靶向性的是（ ）
79. 可预防脂质体之间相互聚集，且更适合包封脂溶性药物是（ ）
80. PEG 修饰可增加脂质体的柔顺性和亲水性，从而降低与单核巨噬细胞的亲和力，延长循环时间，称为（ ）
81. 由于肿瘤间质的 pH 值比周围正常组织细胞的 pH 值低，选用对 pH 敏感的类脂材料，如二棕榈酸磷脂或十七烷酸磷脂为膜材制备成载药脂质体的是（ ）
82. 利用在相变温度时，脂质体的类脂质双分子层膜从胶态过渡到液晶态，脂质膜的通透性增加，药物释放速度增大的原理制成（ ）

  A. 溶出原理   B. 扩散原理
  C. 溶蚀与扩散相结合原理 D. 渗透泵原理
  E. 离子交换作用原理

83. 制成包衣片属于（ ）
84. 制成溶解度小的盐或酯属于（ ）
85. 通过化学键将药物与聚合物直接结合属于（ ）
86. 片心用不溶性聚合物包衣，用激光在包衣膜上开一个细孔属于（ ）

  A. 265nm 与 273nm   B. 245nm 与 271nm
  C. 259nm   D. 220nm、260nm 与 310nm
  E. 260nm 与 310nm

87. 布洛芬的 0.4% 氢氧化钠溶液，在（ ）的波长处有一肩峰。
88. 布洛芬的 0.4% 氢氧化钠溶液，在（ ）的波长处有最小吸收。
89. 硝西泮的无水乙醇溶液，在（ ）波长处的吸光度的比值应为 1.45~1.65。
90. 硝西泮的无水乙醇溶液，在（ ）的波长处有最大吸收。
91. 布洛芬的 0.4% 氢氧化钠溶液，在（ ）的波长处有最大吸收。

  A. 化学分析法   B. 紫外-可见分光光度法
  C. 光谱分析法   D. 高效液相色谱法
  E. 气相色谱法

92. 《中国药典》检查丙酸倍氯米松粉雾剂的微细粒子剂量分布，可采用（ ）

93. 肾上腺素中的酮体、地蒽酚中二羟基蒽醌的检查，可采用(　　)检查相关杂质。
94. 检查头孢地嗪钠中的残留溶剂，常采用(　　)
95. 硫酸阿托品中的莨菪碱的检查可通过(　　)进行纯度检查。
96. 阿司匹林中"重金属"检查，可采用(　　)

  A. 干扰有丝分裂的药物　　　　B. 调节体内激素平衡的药物
  C. 抗代谢药　　　　　　　　　D. 靶向抗肿瘤药
  E. 放疗与化疗的止吐药

97. 伊马替尼属于(　　)
98. 多西他赛属于(　　)
99. 昂丹司琼属于(　　)
100. 他莫昔芬属于(　　)

三、C型题（综合分析选择题。共3道大题，每道大题分别包含3、3、4小题，共10题，每小题1分。每题的备选答案中只有一个最佳答案）

  醋酸可的松滴眼液（混悬液）
  【处方】醋酸可的松（微晶）　　5.0g
     吐温80　0.8g
     硝酸苯汞　0.02g
     硼酸　20.0g
     羧甲基纤维素钠　2.0g
     蒸馏水加至1000mL

101. 醋酸可的松滴眼液（混悬液）处方中可作为助悬剂的物质是(　　)
  A. 醋酸可的松（微晶）　　　　B. 吐温
  C. 硝酸苯汞　　　　　　　　　D. 硼酸
  E. 羧甲基纤维素钠

102. 醋酸可的松滴眼液（混悬液）处方中可作为pH与等渗调节剂的物质是(　　)
  A. 醋酸可的松（微晶）　　　　B. 吐温
  C. 硝酸苯汞　　　　　　　　　D. 硼酸
  E. 羧甲基纤维素钠

103. 醋酸可的松滴眼液（混悬液）可用于治疗(　　)
  A. 角膜炎　　　　　　　　　　B. 细菌性结膜炎
  C. 泪囊炎　　　　　　　　　　D. 角膜溃疡
  E. 术后感染

  辛伐他汀口腔崩解片
  【处方】辛伐他汀　10g

微晶纤维素　64g
直接压片用乳糖　59.4g
甘露醇　8g
交联聚维酮　12.8g
阿司帕坦　1.6g
橘子香精　0.8g
2,6-二叔丁基对甲酚（BHT）　0.032g
硬脂酸镁　1g
微粉硅胶　2.4g

104. 辛伐他汀口腔崩解片处方中的(　　)可作为填充剂并兼有矫味作用。
   A. 甘露醇　　　　　　　　　B. 交联聚维酮
   C. 阿司帕坦　　　　　　　　D. 硬脂酸镁
   E. 微粉硅胶

105. 辛伐他汀口腔崩解片处方中可作为润滑剂的是(　　)
   A. 甘露醇　　　　　　　　　B. 交联聚维酮
   C. 阿司帕坦　　　　　　　　D. 硬脂酸镁
   E. 微粉硅胶

106. 辛伐他汀口腔崩解片可用于治疗(　　)
   A. 急性扁桃体炎　　　　　　B. 高胆固醇血症
   C. 急性支气管炎　　　　　　D. 肺炎链球菌感染
   E. 皮肤软组织感染

患者，癌症晚期，近几日疼痛难忍，使用中等程度的镇痛药无效，为了减轻或消除患者的痛苦。

107. 根据患者的病情表现，可选用的治疗药物是(　　)
   A. 美沙酮　　　　　　　　　B. 可待因
   C. 桂利嗪　　　　　　　　　D. 地塞米松
   E. 对乙酰氨基酚

108. 选用治疗药物的结构特征（类型）是(　　)
   A. 哌啶类　　　　　　　　　B. 哌嗪类
   C. 甾体类　　　　　　　　　D. 氨基酮类
   E. 吗啡喃类

109. 选用治疗药物的(　　)镇痛作用强。
   A. 外消旋体　　　　　　　　B. 内消旋体
   C. 左旋体　　　　　　　　　D. 右旋体
   E. 全旋体

110. 选用治疗药物的化学结构是(　　)

A. 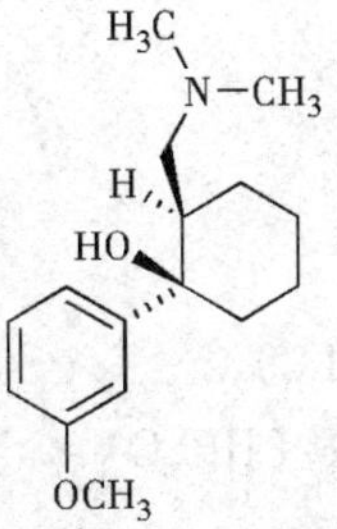 [结构式：反式-2-[(二甲氨基)甲基]-1-(3-甲氧基苯基)环己醇]

B. 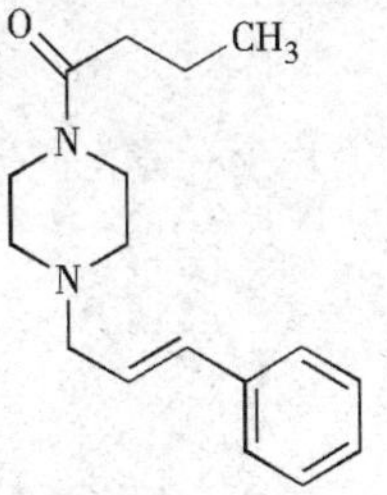 [结构式：1-丁酰基-4-肉桂基哌嗪]

C. 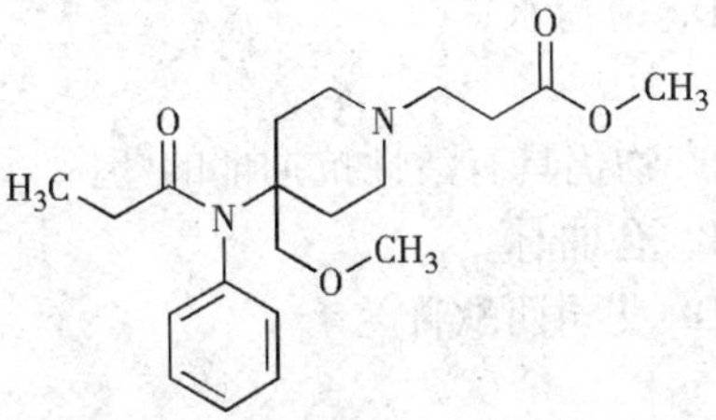 [结构式：瑞芬太尼类似物]

D. 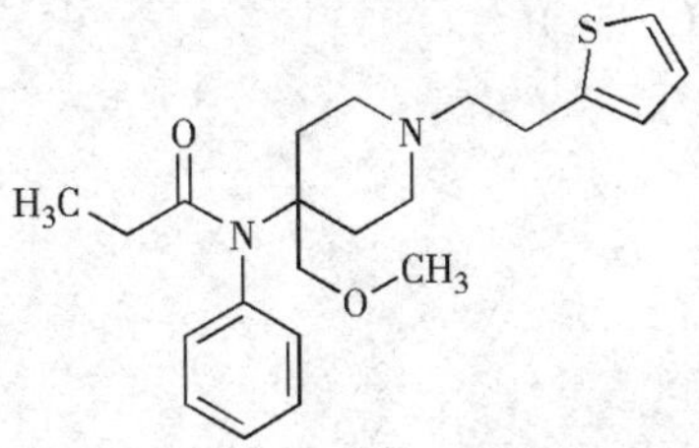 [结构式：舒芬太尼]

E. 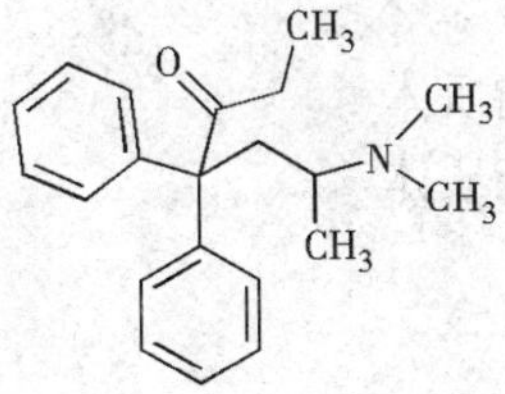 [结构式：美沙酮类似物]

四、X 型题（多项选择题。共 10 题，每题 1 分。每题的备选答案中有 2 个或 2 个以上正确，少选或多选均不得分）

111. 母核和各种基团或结构片段的结合和调整会起到（　　）等作用。
   A. 调节化学性质　　　　　　　　B. 调节化合物理化性质
   C. 生物药剂学性质　　　　　　　D. 药物动力学性质
   E. 药物药效学性质

112. 在形成硫酸酯的结合反应中，只有（　　）能生成稳定的硫酸化结合产物。

A. 羟基 B. 酚羟基
C. 酚羟基化合物 D. 羟氨基
E. 胺类化合物

113. 临床常用的血药浓度测定方法为（　　）
A. 红外分光光度法（IR） B. 薄层色谱法（TLC）
C. 酶免疫法（ELISA） D. 高效液相色谱法（HPLC）
E. 液相色谱-质谱联用法（LC-MS）

114. 片剂的常用辅料主要有（　　）
A. 稀释剂 B. 着色剂
C. 崩解剂 D. 矫味剂
E. 润滑剂

115. 下列各项中，可作为甜味剂的有（　　）
A. 山梨醇 B. 甘露醇
C. 柠檬 D. 薄荷水
E. 阿拉伯胶

116. 在体内可发生去甲基化代谢，其代谢产物仍具有活性抗抑郁的药（　　）
A. 氟西汀 B. 舍曲林
C. 文拉发辛 D. 艾司西酞普兰
E. 阿米替林

117. 下列各项中，属于靶向制剂的特点的有（　　）
A. 可提高药物在作用部位的治疗浓度
B. 使药物具有专一药剂活性
C. 增加药物对靶组织的指向性和滞留性
D. 降低药物对正常细胞的毒性
E. 提高药物制剂的生物利用度

118. 脂质体按荷电性可分为（　　）
A. 特殊性能脂质体 B. 正电性脂质体
C. 负电性脂质体 D. 大多孔脂质体
E. 中性脂质体

119. 药物辅料的作用（　　）
A. 赋形 B. 提高药物稳定性
C. 降低不良反应 D. 提高药物疗效
E. 增加病人用药的顺应性

120. 下列各项中，有关脂质体特点的说法正确的是（　　）
A. 靶向性和淋巴定向性 B. 缓释和长效性
C. 细胞亲和性与组织相容性 D. 清除药物毒性
E. 提高药物稳定性

模拟试卷（三）参考答案及解析

一、A 型题

1. 【试题答案】 D

【试题解析】本题考查要点是"药品的通用名"。

药品的商品名是每个企业自己所选用的药品名称，对于同一个药品来讲，在不同的企业中可能有不同的商品名，这在临床使用和相互交流时，可能会带来一些不便和麻烦。在此基础上，建立和发展了药品通用名。

药品通用名（generic name 或 common name），也称为国际非专利药品名称（international nonproprietary name，INN），是世界卫生组织（WHO）推荐使用的名称。INN 通常是指有活性的药物物质，而不是最终的药品，因此是药学研究人员和医务人员使用的共同名称，因此一个药物只有一个药品通用名，比商品名使用起来更为方便。

药品通用名是新药开发者在新药申请过程中向世界卫生组织提出的名称，世界卫生组织组织专家委员会进行审定，并定期在 WHO Drug Information 杂志上公布。药品通用名不受专利和行政保护，是所有文献、资料、教材以及药品说明书中标明有效成分的名称。药品通用名的确定应遵循 WHO 的原则，且不能和已有的名称相同，也不能和商品名相似。

我国药典委员会编写的《中国药品通用名称（CADN）》是中国药品命名的依据，基本是以世界卫生组织推荐的 INN 为依据，中文名尽量和英文名相对应，可采取音译、意译或音译和意译相结合，以音译为主。INN 中对同一类药物常采用同一词干，CADN 对这种词干规定了相应的中文译文。

药品通用名也是药典中使用的名称。

因此，本题的正确答案为 D。

2. 【试题答案】 E

【试题解析】本题考查要点是"与葡萄糖醛酸的结合反应"。与葡萄糖醛酸的结合反应是药物代谢中最普遍的结合反应，生成的结合产物含有可离解的羧基（pK_a3.2）和多个羟基，无生物活性，易溶于水和排出体外。葡萄糖醛酸的结合反应共有四种类型：$O-$、$N-$、$S-$ 和 $C-$ 的葡萄糖醛苷化。因此，本题的正确答案为 E。

3. 【试题答案】 A

【试题解析】本题考查要点是"临床前药理毒理学研究"。临床前药理毒理学研究包括主要药效学研究、一般药理学研究、药动学研究、毒理学研究。因此，本题的正确答案为 A。

4. 【试题答案】 A

【试题解析】本题考查要点是"与葡萄糖醛酸的结合反应"。吗啡有 3-酚羟基和 6-仲醇羟基，分别和葡萄糖醛酸反应生成 3-O-葡萄糖醛苷物（是弱的阿片受体拮抗剂）、6-O-葡萄糖醛苷物（是较强的阿片受体激动剂）。因此，本题的正确答案为 A。

5.【试题答案】 C

【试题解析】本题考查要点是"铁剂治疗缺铁性贫血的作用机制"。有些药物通过补充生命代谢物质,治疗相应的缺乏症,如铁剂治疗缺铁性贫血、胰岛素治疗糖尿病等。

因此,本题的正确答案为 C。

6.【试题答案】 C

【试题解析】本题考查要点是"与氨基酸的结合反应"。与氨基酸的结合反应是体内许多羧酸类药物和代谢物的主要结合反应。参与结合反应的羧酸有芳香羧酸、芳乙酸、杂环羧酸;参加反应的氨基酸,主要是生物体内内源性的氨基酸或是从食物中可以得到的氨基酸,其中以甘氨酸的结合反应最为常见。因此,本题的正确答案为 C。

7.【试题答案】 A

【试题解析】本题考查要点是"能引起药源性肝疾病的药物"。肝脏是人体内进行解毒及药物转化的主要器官,最易遭受药物或毒物的损害,可干扰细胞功能或细胞膜的完整性、免疫介导性膜损伤等,造成肝细胞损害。其作用机制可由药物或药物代谢产物的毒性作用、药物过敏反应、特异质反应、干扰微粒体酶代谢活性等引起或几种机制同时发挥作用而导致发病。能引起药源性肝疾病的药物有四环素类、他汀类、抗肿瘤药等。因此,本题的正确答案是 A。

8.【试题答案】 E

【试题解析】本题考查要点是"药物的典型官能团对生物活性影响"。羧酸成酯可增大脂溶性,易被吸收。酯基易与受体的正电部分结合,其生物活性也较强。羧酸成酯的生物活性与羧酸有很大区别。酯类化合物进入体内后,易在体内酶的作用下发生水解反应生成羧酸。利用这一性质,将羧酸制成酯的前药,既增加药物吸收,又降低药物的酸性,减少对胃肠道的刺激性。因此,本题的正确答案为 E。

9.【试题答案】 E

【试题解析】本题考查要点是"对因治疗的药物作用"。对因治疗指用药后能消除原发致病因子,治愈疾病的药物治疗。例如使用抗生素杀灭病原微生物,达到控制感染性疾病;铁制剂治疗缺铁性贫血等属于对因治疗。此外,补充体内营养或代谢物质不足,称为补充疗法,又称替代疗法,也属于对因治疗。因此,本题的正确答案为 E。

10.【试题答案】 E

【试题解析】本题考查要点是"颗粒剂的注意事项"。颗粒剂的注意事项:可溶型、泡腾型颗粒剂应加温开水冲服,切忌放入口中用水送服;混悬型颗粒剂冲服如有部分药物不溶解也应该一并服用;中药颗粒剂不宜用铁质或铝制容器冲服,以免影响疗效。因此,本题的正确答案为 E。

11.【试题答案】 B

【试题解析】本题考查要点是"片剂的常用辅料——稀释剂(填充剂)"。一些药物的剂量有时只有几毫克甚至更少,不适于片剂成型及临床给药。因此,凡主药剂量小于 50mg 时需要加入一定剂量的稀释剂(亦称填充剂)。因此,本题的正确答案为 B。

12. 【试题答案】 A

【试题解析】 本题考查要点是"药物流行病学的主要任务"。药物流行病学的主要任务：①药品上市前临床试验（四期）的设计和上市后药品有效性在评价；②上市后药品的不良反应或非预期作用的监测；③国家基本药物遴选；《国家基本药物目录》每两年调整一次；④药物利用情况的调查研究；⑤药物经济学研究。因此，本题的正确答案是 A。

13. 【试题答案】 D

【试题解析】 本题考查要点是"片剂的常用辅料——润湿剂"。润湿剂系指本身没有黏性，而通过润湿物料诱发物料黏性的液体。常用的润湿剂有蒸馏水和乙醇，其中蒸馏水是首选的润湿剂。因此，本题的正确答案为 D。

14. 【试题答案】 D

【试题解析】 本题考查要点是"盐酸西替利嗪咀嚼片的组成"。盐酸西替利嗪咀嚼片中，盐酸西替利嗪为主药，甘露醇、微晶纤维素、预胶化淀粉、乳糖为填充剂，甘露醇兼有矫味的作用，苹果酸、阿司帕坦为矫味剂，聚维酮乙醇溶液为黏合剂，硬脂酸镁为润滑剂。因此，本题的正确答案为 D。

15. 【试题答案】 A

【试题解析】 本题考查要点是"液体制剂的包装"。用于液体制剂的包装材料主要有：容器（如玻璃瓶、塑料瓶等）、瓶塞（如软木塞、塑料塞、橡胶塞等）、瓶盖（如金属盖、塑料盖、赛璐珞瓶帽等）、硬纸盒、塑料盒、纸箱、木箱、标签、说明书等。口服液体制剂、乳剂、含醇制剂及含芳香挥发性成分制剂等，常采用琥珀色玻璃瓶包装；洗剂、滴眼剂等，较多使用塑料容器包装。另外，医院液体制剂的投药瓶上还应根据其用途贴上不同颜色的标签，习惯上内服液体制剂标签为白底蓝字或黑字，外用液体制剂标签为白底红字或黄字。因此，本题的正确答案为 A。

16. 【试题答案】 C

【试题解析】 本题考查要点是"矫味剂及着色剂的种类"。

（1）矫味剂：矫味剂系指药品中用以改善或屏蔽药物不良气味和味道，使患者难以觉察药物的强烈苦味（或其他异味如辛辣、刺激等）的药用辅料。矫味剂分为甜味剂、芳香剂、胶浆剂、泡腾剂等类型。

①甜味剂：常用甜味剂包括天然甜味剂与合成甜味剂两大类。天然甜味剂主要有蔗糖、单糖浆、橙皮糖浆、桂皮糖浆等，不但能矫味，而且也能矫臭。山梨醇、甘露醇等也可作甜味剂。合成甜味剂主要有糖精钠，甜度为蔗糖的 200～700 倍，易溶于水，常用量为 0.03%，常与单糖浆、蔗糖和甜菊苷合用；阿司帕坦，为天门冬酰苯丙氨酸甲酯，为二肽类甜味剂，甜度比蔗糖高 150～200 倍，不致龋齿，适用于糖尿病、肥胖症患者。

②芳香剂：香料和香精统称为芳香剂。常用芳香剂分为天然香料、人工香料。天然香料包括由植物中提取的芳香性挥发油，如柠檬、薄荷挥发油等，以及它们的制剂，如薄荷水、桂皮水等；人造香料是在天然香料中添加一定量的溶剂调和而成的混合香料，如苹果香精、香蕉香精等。

③胶浆剂：胶浆剂具有黏稠、缓和的性质，可以干扰味蕾的味觉而矫味，如阿拉伯胶、羧甲基纤维素钠、琼脂、明胶、甲基纤维素等的胶浆。如在胶浆剂中加入适量糖精钠或甜菊苷等甜味剂，则增加其矫味作用。

④泡腾剂：将有机酸与碳酸氢钠混合后，遇水产生大量二氧化碳，二氧化碳能麻痹味蕾起矫味作用。对盐类的苦味、涩味、咸味有所改善。

（2）着色剂：着色剂系指能够改善制剂的外观颜色从而识别制剂的品种、区分应用方法以及减少患者厌恶感的一类附加剂。着色剂分为天然色素和合成色素两大类。

①天然色素：分为植物性和矿物性色素，可用作内服制剂和食品的着色剂。常用的植物性色素中：黄色的有胡萝卜素、姜黄等；绿色的有叶绿酸铜钠盐；红色的有胭脂红、苏木等；棕色的有焦糖；蓝色的有乌饭树叶、松叶兰等。常用的矿物性色素是棕红色的氧化铁。

②合成色素：我国批准的合成色素有胭脂红、柠檬黄、苋菜红等，通常将其配成1%的贮备液使用。

因此，本题的正确答案为C。

17. 【试题答案】 B

【试题解析】本题考查要点是"散剂的特点"。散剂在中药制剂中的应用较多，其特点包括：①粒径小、比表面积大、易分散、起效快；②外用时其覆盖面大，且兼具保护、收敛等作用；③制备工艺简单，剂量易于控制，便于特殊群体如婴幼儿与老人服用；④包装、贮存、运输及携带较方便。但是，由于散剂的分散度较大，往往对制剂的吸湿性、化学活性、气味、刺激性、挥发性等性质影响较大，故对光、湿、热敏感的药物一般不宜制成散剂。因此，本题的正确答案为B。

18. 【试题答案】 E

【试题解析】本题考查要点是"乳剂的组成"。油相（O）、水相（W）和乳化剂是构成乳剂的基本成分，三者缺一不可。其中乳化剂在乳剂的形成与稳定中发挥着极其重要的作用。此外，为增加乳剂的稳定性，乳剂中还可加入辅助乳化剂与防腐剂、抗氧剂等附加剂。因此，本题的正确答案为E。

19. 【试题答案】 E

【试题解析】本题考查要点是"肠肝循环"。肠肝循环是指随胆汁排入十二指肠的药物或其代谢物，在肠道中重新被吸收，经门静脉返回肝脏，重新进入血液循环的现象。有肠肝循环的药物在体内能停留较长时间。因此，本题的正确答案为E。

20. 【试题答案】 D

【试题解析】本题考查要点是"药物的作用"。药物效应动力学，简称药效学，是研究药物对机体的作用和作用机制，以及药物剂量与效应之间关系的科学。药效学既是药物产生作用的理论基础，也是临床合理用药的依据。

药物作用是指药物与机体生物大分子相互作用所引起的初始作用，是动因。药理效应是机体反应的具体表现，是继发于药物作用的结果。如去甲肾上腺素与血管平滑肌细胞的α受体结合，属于去甲肾上腺素的药物作用，而去甲肾上腺素引起的血管收缩、血压上升，为其药理效应。由于二者意义接近，通常药理效应与药物作用互相通用，但当二者并用时，应体现先后顺序。

因此，本题的正确答案为 D。

21. 【试题答案】 C

【试题解析】本题考查要点是"药品不良反应因果关系评定依据"。药品不良反应因果关系评价是药物安全性监测管理中一项十分重要而复杂的步骤。报告药品不良反应，应对不良反应发生的因果关系进行分析研究，以确定其发生是否由所用药品引起，或由疾病变化、药物使用不当等其他因素引起。因果分析主要依据以下五个方面做出。①时间相关性；②文献合理性；③撤药结果；④再次用药结果；⑤影响因素甄别。因此，本题的正确答案为 C。

22. 【试题答案】 B

【试题解析】本题考查要点是"低分子溶液剂"。低分子溶液剂包括：①溶液剂：对乙酰氨基酚口服液；②芳香水剂：薄荷水；③醑剂：复方薄荷脑醑；④甘油剂：碘甘油；⑤糖浆剂：复方磷酸可待因糖浆；⑥其他低分子液体制剂：复方苯海拉明搽剂、石灰搽剂、痤疮涂膜剂、复方硫黄洗剂、甘油灌肠剂。因此，本题的正确答案为 B。

23. 【试题答案】 B

【试题解析】本题考查要点是"颗粒剂的注意事项"。颗粒剂的注意事项：可溶型、泡腾型颗粒剂应加温开水冲服，切忌放入口中用水送服；混悬型颗粒剂冲服如有部分药物不溶解也应该一并服用；中药颗粒剂不宜用铁质或铝制容器冲服，以免影响疗效。因此，本题的正确答案为 B。

24. 【试题答案】 D

【试题解析】本题考查要点是"药动学参数——表观分布容积"。从临床角度考虑，分布容积大提示分布广或者组织摄取量多。一般水溶性或极性大的药物，不易进入细胞内或脂肪组织中，血药浓度较高，表观分布容积较小；亲脂性药物在血液中浓度较低，表观分布容积通常较大，往往超过体液总体积。分布容积与很多因素有关，如不同组织中的血流分布、药物的脂溶性、药物在不同类型组织的分配系数。因此，本题的正确答案是 D。

25. 【试题答案】 D

【试题解析】本题考查要点是"眼用制剂的质量要求"。眼用液体制剂的质量要求类似于注射剂，在 pH、渗透压、无菌和澄明度等方面都有相应要求：

（1）眼用溶液剂的 pH 应兼顾药物的溶解度、稳定性和刺激性的要求，同时亦应考虑 pH 对药物吸收和药效的影响。

（2）除另有规定外，滴眼剂、洗眼剂和眼内注射溶液应与泪液等渗。

（3）用于眼外伤或术后的眼用制剂必须满足无菌，成品需经严格的灭菌，并不加入抑菌剂，一般采用单剂量包装，一经使用后不能放置再用。而用于无外伤的滴眼剂，要求无致病菌，不得检测出铜绿假单胞菌和金黄色葡萄球菌。滴眼剂是多剂量剂型，患者在多次使用后易染菌，因此可适当加入抑菌剂，于下次再用前恢复无菌。

（4）适当增大滴眼剂的黏度可延长药物在眼内停留时间，从而增强药物作用。增大黏度后在减少刺激的同时亦能增加药效。合适的黏度范围为 $4.0 \sim 5.0 \text{mPa} \cdot \text{s}$。

（5）混悬型眼用制剂大于 $50 \mu m$ 的粒子不超过 2 个，且不得检出超过 $90 \mu m$ 的粒子；沉降体积比≥0.9。

(6) 除另有规定外,滴眼剂每个容器的装量不得超过10mL;洗眼剂每个容器的装量应不得超过200mL。包装容器应无菌、不易破裂,其透明度应不影响对可见异物的检查。

(7) 眼用制剂贮存应密封避光,启用后最多可用4周。

因此,本题的正确答案为D。

26. 【试题答案】 E

【试题解析】 本题考查要点是"不同种族服用异烟肼不良反应"。许多药物代谢酶的遗传多态性反映在种族之间。服用抗结核药物异烟肼,在白种人易致多发性神经炎,而在黄种人易致肝损害。因此,本题的正确答案为E。

27. 【试题答案】 B

【试题解析】 本题考查要点是"灭菌制剂和无菌制剂的质量要求"。灭菌制剂和无菌制剂的一般质量要求:灭菌制剂和无菌制剂,除应符合制剂的一般要求外,还必须符合下列各项质量要求:①无菌;②无热原;③可见异物和不溶性微粒,应符合药典规定;④安全性高;⑤渗透压应和血浆的渗透压相等或接近;⑥pH应和血液或组织的pH相等或相近;⑦具有一定的稳定性;⑧其降压物质需符合规定。因此,本题的正确答案为B。

28. 【试题答案】 B

【试题解析】 本题考查要点是"生物利用度"。生物利用度是指药物被吸收进入血液循环的速度与程度。制剂的处方与制备工艺等因素能影响药物的疗效,含有等量相同药物的不同制剂、不同药厂生产的同一种制剂,甚至同一药厂生产的同种制剂的不同批号间的临床疗效都有可能不一样。生物利用度是衡量制剂疗效差异的重要指标。因此,本题的正确答案是B。

29. 【试题答案】 A

【试题解析】 本题考查要点是"甲基化结合反应"。和乙酰化反应一样,甲基化反应也是降低被结合物的极性和亲水性,叔胺化合物甲基化后生成季铵盐,有利于提高水溶性而排泄。甲基化反应一般不是用于体内外来物的结合排泄,而是降低这些物质的生物活性。参与甲基化反应的基团有酚羟基、胺基、巯基等。酚羟基的甲基化反应主要对象是具儿茶酚胺结构的活性物质,如肾上腺素、去甲肾上腺素、多巴胺等。且甲基化反应具有区域选择性,仅仅发生在3-位的酚羟基上。例如肾上腺素经甲基化后生成$3-O-$甲基肾上腺素。因此,本题的正确答案为A。

30. 【试题答案】 D

【试题解析】 本题考查要点是"粉雾剂的质量要求"。选项A、B、C、E属于灭菌制剂,应进行无菌检查。选项D粉雾剂的质量要求包括:

(1) 配制粉雾剂时,为改善粉末的流动性,可加入适宜的载体和润滑剂。吸入粉雾剂中所有附加剂均应为生理可接受物质,且对呼吸道黏膜和纤毛无刺激性、无毒性。非吸入粉雾剂及外用粉雾剂中所有附加剂均应对皮肤或黏膜无刺激性。

(2) 粉雾剂给药装置使用的各组成部件均应采用无毒、无刺激性、性质稳定及与药物不起作用的材料制备。

(3) 吸入粉雾剂中药物粒度大小应控制在 10μm 以下，其中大多数应在 5μm 以下。

(4) 粉雾剂应置凉暗处贮存，防止吸潮。

(5) 胶囊型、泡囊型吸入粉雾剂应标明：①每粒胶囊或泡囊中药物含量；②胶囊应置于吸入装置中吸入，而非吞服；③有效期；④贮藏条件。多剂量贮库型吸入粉雾剂应标明：①每瓶总吸次；②每吸主药含量。

因此，本题的正确答案为 D。

31. 【试题答案】 D

【试题解析】本题考查要点是"药物警戒的主要内容"。药物警戒从用药者安全出发，发现、评估、预防药品不良反应。要求有疑点就上报，不论药品的质量、用法、用量正常与否，更多的重视以综合分析方法探讨因果关系，容易被广大报告者接受。药物警戒的主要工作内容包括：①早期发现未知药品的不良反应及其相互作用；②发现已知药品的不良反应的增长趋势；③分析药品不良反应的风险因素和可能的机制；④对风险/效益评价进行定量分析，发布相关信息，促进药品监督管理和指导临床用药。因此，本题的正确答案为 D。

32. 【试题答案】 E

【试题解析】本题考查要点是"后遗效应"。后遗效应是指在停药后血药浓度已降低至最低有效浓度以下时仍残存的药理效应。后遗效应可为短暂的或是持久的。如服用苯二氮䓬类镇静催眠药物后，在次晨仍有乏力、困倦等"宿醉"现象；长期应用肾上腺皮质激素，可引起肾上腺皮质萎缩，一旦停药，肾上腺皮质功能低下，数月难以恢复。因此，本题的正确答案为 E。

33. 【试题答案】 C

【试题解析】本题考查要点是"药物的胃肠道吸收——胃肠道的结构与功能"。胃肠道主要包括胃、小肠和大肠三部分，

胃与食管相接的部位为贲门，与十二指肠相连的为幽门，中间部分为胃体部，胃控制内容物向肠管转运。胃壁内侧由黏膜、肌层和浆膜层组成。胃黏膜表面层是上皮柱状细胞，表面覆盖着一层 1.0～1.5mm 厚的黏液层，它主要由黏多糖组成，为细胞表面提供了一层保护层。胃腺每天分泌约 2L 胃液，胃液含以胃蛋白酶为主的酶类和 0.4%～0.5% 的盐酸，具有稀释、消化食物的作用。口服的药物剂型在胃内的停留过程中大部分可被崩解、分散和溶解。胃黏膜表面虽然有许多褶壁，但由于缺乏绒毛，故吸收面积有限，除一些弱酸性药物有较好吸收外，大多数药物吸收较差。

小肠由十二指肠、空肠和回肠组成，全长 2～3m，十二指肠与胃相接，胆管和胰腺管开口于此，排出胆汁和胰液，帮助消化和中和部分胃酸使消化液 pH 升高。小肠黏膜面上分布有许多环状褶壁，并拥有大量指状突起的绒毛。绒毛是小肠黏膜表面的基本组成部分，长度 0.5～1.5mm，每一根绒毛的外面是一层柱状上皮细胞，其顶端细胞膜的突起称为微绒毛。因此，小肠黏膜拥有很大的表面积，达 200m² 左右。十二指肠具有丰富的毛细血管网，血流供应丰富，有利于维持药物和血液中的浓度差。小肠液的 pH 值 5～7，是弱碱性药物吸收的

理想环境。大多数药物的最佳吸收部位是十二指肠或小肠上部,药物可以通过被动扩散途径吸收,小肠也是药物主动转运吸收的特异性部位。

大肠是由盲肠、结肠和直肠组成。大肠长约1.7m,黏膜上没有绒毛,有效吸收表面积比小肠小得多,药物吸收也差。结肠是治疗结肠疾病的释药部位,多肽类药物可以结肠作为口服的吸收部位。直肠血管丰富,是栓剂给药的吸收部位。

因此,本题的正确答案为C。

34.【试题答案】 D

【试题解析】本题考查要点是"液体制剂"。

(1)糖浆剂系指含有药物的浓蔗糖水溶液,供口服使用。

(2)胶囊剂主要用于口服,根据对药物溶解度和释放模式的不同需求,可以把胶囊剂制备成硬胶囊、软胶囊(胶丸)、缓释胶囊、控释胶囊和肠溶胶囊。

(3)颗粒剂系指药物与适宜的辅料混合制成的具有一定粒度的干燥颗粒状制剂,供口服用。

(4)液体制剂系指药物分散在适宜的分散介质中制成的可供内服或外用的液体形态的制剂。

(5)凝胶剂系指原料药物与能形成凝胶的辅料制成的具凝胶特性的稠厚液体或半固体制剂。除另有规定外,凝胶剂限局部用于皮肤及体腔如鼻腔、阴道和直肠。

因此,本题的正确答案为D。

35.【试题答案】E

【试题解析】本题考查要点是"A类不良反应"。A类不良反应是药物对人体呈剂量相关的反应,它可根据药物或赋形剂的药理学和作用模式来预知。这些反应仅在人体接受该制剂时发生,停药或剂量减少时则可部分或完全改善。A类反应是不良反应中最常见的类型,常由各种药动学和药效学因素决定。因此,本题的正确答案为E。

36.【试题答案】 D

【试题解析】本题考查要点是"注射剂配伍变化的主要原因——盐析作用"。盐析作用:胶体分散体系加到含有电解质的输液中,会因盐析作用而产生凝聚。如两性霉素B注射液,只能加入5%葡萄糖注射液中静脉滴注。如果在大量电解质的输液中则能被电解质盐析出来,以致胶体粒子凝聚而产生沉淀。因此,本题的正确答案为D。

37.【试题答案】 E

【试题解析】本题考查要点是"栓剂的水溶性基质"。

(1)油脂性基质:①可可豆脂;②半合成或全合成脂肪酸甘油酯:椰油酯、棕榈酸酯、混合脂肪酸甘油酯。

(2)水溶性基质:①甘油明胶;②聚乙二醇(PEG);③泊洛沙姆,本品为乙烯氧化物和丙烯氧化物的嵌段聚合物(聚醚),为一种表面活性剂,易溶于水,能与许多药物形成空隙固溶体。

因此,本题的正确答案为E。

38. 【试题答案】 C

【试题解析】本题考查要点是"混悬剂常用稳定剂——助悬剂"。助悬剂是指能增加混悬剂中分散介质的黏度,降低药物微粒的沉降速度或增加微粒亲水性的附加剂。助悬剂的种类主要包括:

(1) 低分子助悬剂:如甘油、糖浆等,内服混悬剂使用糖浆兼有矫味作用,外用混悬剂常加甘油酯。

(2) 高分子助悬剂:分天然高分子助悬剂与合成高分子助悬剂两类。常用的天然高分子助悬剂有:果胶、琼脂、白及胶、西黄蓍胶、阿拉伯胶或海藻酸钠等。在使用天然高分子助悬剂时应加入防腐剂(如尼泊金类、苯甲酸类或酚类)。合成或半合成高分子助悬剂有:纤维素类,如甲基纤维素、羧甲基纤维素钠、羟丙基甲基纤维素、聚维酮、聚乙烯醇等。

(3) 硅皂土:硅皂土是胶体水合硅酸铝,无臭,有泥味,在水中带负电荷,吸附大量的水形成高黏度的糊状物(高黏度、触变性和假塑性凝胶),能阻碍微粒聚集。它的配伍禁忌少,不需加防腐剂,但遇酸能降低其水化性,通常在 pH7 以上黏度更高、助悬效果更佳。本品多用于外用制品。

(4) 触变胶:利用触变胶的触变性提高混悬剂的稳定性。单硬脂酸铝在植物油中形成触变胶。常作混悬型注射液、滴眼剂的助悬剂。

选项 C 的"硬脂酸钠"属于阴离子型乳化剂。

因此,本题的正确答案为 C。

39. 【试题答案】 B

【试题解析】本题考查要点是"经皮给药制剂的特点"。
(1) 经皮给药制剂的优点
①避免了口服给药可能发生的肝首过效应及胃肠灭活效应,提高了治疗效果,药物可长时间持续扩散进入血液循环。
②维持恒定的血药浓度,增强了治疗效果,减少了胃肠给药的副作用。
③延长作用时间,减少用药次数,改善患者用药顺应性。
④患者可以自主用药,减少个体间差异和个体内差异,适用于婴儿、老人和不宜口服给药的患者。
(2) 经皮给药制剂的局限性
①由于起效慢、不适合要求起效快的药物。
②大面积给药,可能会对皮肤产生刺激性和过敏性。
③存在皮肤的代谢与储库作用。
因此,本题的正确答案为 B。

40. 【试题答案】 E

【试题解析】本题考查要点是"药物浓度测定产生干扰后检测样品"。因为药物与血浆纤维蛋白几乎不结合,所以,血浆与血清中药物的浓度通常相近。血浆比血清分离快、制取量多,因而较血清更为常用。如果抗凝剂与药物可能发生作用,并对药物浓度测定产生干扰,则以血清为检测样本。因此,本题的正确答案为 E。

二、B型题

41~44.【试题答案】 D、A、C、B

【试题解析】本组题考查要点是"各类固体制剂的优点"。

（1）散剂在中药制剂中的应用较多，其特点包括：①粒径小、比表面积大、易分散、起效快；②外用时其覆盖面大，且兼具保护、收敛等作用；③制备工艺简单，剂量易于控制，便于特殊群体如婴幼儿与老人服用；④包装、贮存、运输及携带较方便。

（2）与散剂相比，颗粒剂具有以下特点：①分散性、附着性、团聚性、引湿性等较小；②服用方便，并可加入添加剂如着色剂和矫味剂，提高病人服药的顺应性；③通过采用不同性质的材料对颗粒进行包衣，可使颗粒具有防潮性、缓释性、肠溶性等；④通过制成颗粒剂，可有效防止复方散剂各组分由于粒度或密度差异而产生离析。

（3）片剂的优点有：①以片数为剂量单位，剂量准确、服用方便；②受外界空气、水分、光线等影响较小，化学性质更稳定；③生产机械化、自动化程度高，生产成本低，产量大，售价较低；④种类较多，可满足不同临床医疗需要，如速效（分散片）、长效（缓释片）、口腔疾病（含片）、阴道疾病（阴道片）等，应用广泛；⑤运输、使用、携带方便。

（4）胶囊剂的优点：①掩盖药物的不良臭味，提高药物稳定性：药物在胶囊壳的保护下，免于空气、光线等的干扰，掩蔽药物的不良臭味，保护性质不稳定的药物，以维持药物的稳定性；②起效快、生物利用度高：药物以粉末或颗粒状态直接填装于囊壳中，不同于片剂、丸剂等剂型，胶囊剂未经机械挤压等过程，使该制剂在目标位置迅速分散、释放和吸收，快速起效，提高生物利用度；③帮助液态药物固体剂型化：可以把难以制成丸剂、片剂等固体制剂的液态药物或含油量高的药物充填于软质胶囊中，制成方便携带、服用和剂量明确的软胶囊；④药物缓释、控释和定位释放：将药物制成缓释、控释的颗粒，按需装入胶囊中，起到缓控释的作用；肠溶胶囊壳装载药物，可在小肠处定位释放；可制成定位在直肠或阴道的腔道给药的胶囊剂。

（5）液体制剂的优点：①药物以分子或微粒状态分散在介质中，分散程度高，吸收快，作用较迅速；②给药途径广泛，可以内服、外用；③易于分剂量，使用方便，尤其适用于婴幼儿和老年患者；④药物分散于溶剂中，能减少某些药物的刺激性，通过调节液体制剂的浓度，避免固体药物（溴化物、碘化物等）口服后由于局部浓度过高引起胃肠道刺激作用。

45~48.【试题答案】 E、B、C、A

【试题解析】本组题考查要点是"各类固体制剂的临床应用"。

（1）散剂的临床应用：外用或局部外用散剂适宜于溃疡、外伤的治疗；内服散剂一般为细粉，以便儿童以及老人服用，服用时不宜过急，单次服用剂量适量，服药后不宜过多饮水，以免药物过度稀释导致药效差等。

（2）颗粒剂的临床应用：适宜于老年人和儿童用药以及有吞咽困难的患者使用。普通颗粒剂冲服时应使药物完全溶解，充分发挥有效药物成分的治疗作用；肠溶、缓释、控释颗粒剂服用时应保证制剂释药结构的完整性。

（3）片剂的临床应用

①口服片剂：片剂使用方便，剂量准确，适用于大多数患者，但临床上容易出现用药方法和剂量选择不当的情况，需注意：只有裂痕片和分散片可分开使用，其他片剂均不适宜分劈服用，尤其是糖衣片、包衣片和缓释、控释片。药物分劈服用不仅会导致药物含量发生差异，也会增加毒副作用和危险性，影响药物疗效；剂型对疗效的发挥在一定条件下有积极作用。片剂粉碎或联合其他药物外用是不正确的，不仅对治疗无益处，且会增加药物的相互作用，危险性增加。对于糖衣片、包衣片和缓释、控释片，不仅会影响药物的稳定性，也会影响药物疗效的发挥。

②口腔用片剂：舌下片适用于需要立即起效或避免肝脏首过效应的情况下使用，例如心血管系统疾病。口含片适用于缓解咽干、咽痛等不适。但长期服用含片，不仅会抑制自身溶菌酶及抗体的产生，也有可能导致免疫功能低下、食欲减退等不良反应。应按照医嘱和药品使用说明书使用。

③阴道片及阴道泡腾片：适用于治疗阴道炎症及其相关疾病，应严格按照医嘱和药品使用说明书使用。

（4）胶囊剂的临床应用：胶囊剂服用方便，疗效确切，适用于大多数患者。服用时的最佳姿势为站着服用、低头咽，且须整粒吞服。所用的水一般是温度不能超过40℃的温开水，水量在100mL左右较为适宜，避免由于胶囊药物质地轻，悬浮在会厌上部，引起呛咳。

（5）混悬剂的临床应用：混悬剂主要适用于难溶性药物制成液体制剂，属于粗分散体系，所用分散介质大多数为水，也可用植物油。在药剂学中搽剂、洗剂、注射剂、滴眼剂、气雾剂、软膏剂和栓剂等都有混悬剂存在。

49～53.【试题答案】 B、E、A、D、C

【试题解析】本组题考查要点是"片剂制备中的常见问题及原因"。

（1）裂片：片剂发生裂开的现象叫作裂片，主要有顶裂和腰裂两种形式，裂开的位置分别发生在药片的顶部（或底部）和中间。产生裂片的处方因素有：①物料中细粉太多，压缩时空气不能及时排出，导致压片后气体膨胀而裂片；②物料的塑性较差，结合力弱。产生裂片的原因除处方因素外，还有工艺因素。

（2）松片：片剂硬度不够，稍加触动即散碎的现象称为松片。主要原因是黏性力差，压缩压力不足等。

（3）崩解迟缓：崩解迟缓或崩解超限系指片剂崩解时间超过了药典规定的崩解时限。影响崩解的主要原因是：①片剂的压力过大，导致内部空隙小，影响水分渗入；②增塑性物料或黏合剂使片剂的结合力过强；③崩解剂性能较差。

（4）溶出超限：溶出超限系指片剂在规定的时间内未能溶解出规定的药量。主要原因是：片剂不崩解，颗粒过硬，药物的溶解度差等。

（5）含量不均匀：主要原因是片重差异超限、药物的混合度差、可溶性成分的迁移等。小剂量药物更易出现含量不均匀的问题。

54～58.【试题答案】 C、B、E、A、D

【试题解析】本组题考查要点是"非离子表面活性剂的分类"。非离子表面活性剂系指在水溶液中不解离的一类表面活性剂，其分子的亲水基团是甘油、聚乙二醇和山梨醇等多元醇；其亲油基团是长链脂肪酸或长链脂肪醇以及烷基或芳基，它们以酯键或醚键与亲水基团结合。该类表面活性剂毒性低、不解离、不受溶液 pH 的影响，能与大多数药物配伍，因而在制剂中应用较广，常用作增溶剂、分散剂、乳化剂或混悬剂。可用于内服制剂、外用制剂，个别品种还可用于注射剂。

（1）脂肪酸山梨坦类：脂肪酸山梨坦是失水山梨醇脂肪酸酯，是由山梨糖醇及其单酯和二酯与脂肪酸反应而成的酯类化合物的混合物，商品名为司盘。本品为白色至黄色、黏稠油状液体或蜡状固体。不溶于水，易溶于乙醇，HLB 值在 1.8~8.6 之间，亲油性较强，故一般用作 W/O 型乳化剂或 O/W 型乳剂的辅助乳化剂。

（2）聚山梨酯：是聚氧乙烯脱水山梨醇脂肪酸酯，是由失水山梨醇脂肪酸酯与环氧乙烷反应生成的亲水性化合物。商品名为吐温。本品为黏稠的黄色液体，对热稳定，但在酸、碱和酶作用下也会水解。在水和乙醇以及多种有机溶剂中易溶，不溶于油，低浓度时在水中形成胶束，其增溶作用不受溶液 pH 影响。聚山梨酯常用于 O/W 型乳剂的乳化剂，也可用作增溶剂、分散剂和润湿剂。

（3）蔗糖脂肪酸酯：简称蔗糖酯，是蔗糖与脂肪酸反应生成的一大类化合物，根据与脂肪酸反应生成酯的取代数不同，有单酯、二酯、三酯及多酯。蔗糖脂肪酸酯不溶于水，但在水和甘油中加热可形成凝胶，可溶于丙二醇、乙醇及一些有机溶剂，但不溶于油。主要用作水包油性乳化剂、分散剂。

（4）聚氧乙烯脂肪酸酯：系由聚乙二醇与长链脂肪酸缩合而成的酯，商品名为卖泽类。亲油基脂肪酸和亲水基聚乙二醇以不同比例结合，可合成疏水性和亲水性不同的表面活性剂。该酯乳化能力很强，为 O/W 型乳化剂，常用的为聚氧乙烯 40 脂肪酸酯（卖泽 52）。

（5）聚氧乙烯脂肪醇醚类：系由聚乙二醇与脂肪醇缩合而成的醚类，商品名为苄泽类。因聚乙二醇的聚合度和脂肪醇的不同而有不同的品种。药剂上常用作乳化剂或增溶剂。

（6）聚氧乙烯-聚氧丙烯共聚物：此类表面活性剂又称泊洛沙姆，商品名为普朗尼克，是由聚氧乙烯和聚氧丙烯聚合而成，其中聚氧乙烯为亲水基，随着相对分子量的增加，本品由液体变为固体，其水溶性可以从不溶于水到溶于水。分子中聚氧乙烯部分比例增加，水溶性增加；聚氧丙烯部分比例增加，则水溶性下降，亲油性增强。该类表面活性剂具有乳化、润湿、分散、起泡、消泡等作用，但增溶作用较弱。

59~63.【试题答案】　D、B、A、C、E

【试题解析】本组题考查要点是"低分子溶液剂的相关知识"。

（1）溶液剂系指药物溶解于溶剂中形成的澄明液体制剂。

（2）醑剂系指挥发性药物的浓乙醇溶液。

（3）搽剂系指原料药物用乙醇、油或适宜的溶剂制成的溶液、乳状液或混悬液，供无破损皮肤揉擦用的液体制剂。

（4）涂剂系指含原料药物的水性或油性溶液、乳状液、混悬液，供临用前用消毒纱布或棉球等柔软物料蘸取涂于皮肤或口腔与喉部黏膜的液体制剂。

（5）涂膜剂系指原料药物溶解或分散于含有膜材料溶剂中，涂搽患处后形成薄膜的外用液体制剂。

64~68.【试题答案】 A、E、B、D、C

【试题解析】本组题考查要点是"灭菌制剂和无菌制剂的分类"。灭菌制剂和无菌制剂的分类：根据给药方式、给药部位、临床应用等特点进行分类。

（1）注射剂：用针头注入人体的制剂，如小容量注射剂、大容量输液、冻干粉针等。

（2）植入型制剂：用埋植方式给药的制剂，如植入片、植入棒、植入微球、原位凝胶等。

（3）眼用制剂：直接用于眼部发挥治疗作用的灭菌制剂，如滴眼液、眼用膜剂、眼膏和眼用凝胶等。

（4）局部外用制剂：用于外伤、烧伤以及溃疡等创面用制剂，如溶液、凝胶、软膏和气雾剂等。

（5）其他用制剂：手术时使用的制剂，如冲洗剂、止血海绵剂和骨蜡等。

69~72.【试题答案】 C、B、A、D

【试题解析】本组题考查要点是"各类快速释放制剂的特点"。

（1）分散片的特点：分散片剂型主要适用于要求快速起效的难溶性药物和生物利用度低的药物，不适用于毒副作用较大、安全系数较低和易溶于水的药物。分散片对生产条件无特殊要求、制造工艺同普通片剂、无需特殊包装、生产成本低、服用方法多样，适合于老、幼和吞服困难患者。

（2）口崩片的特点：与普通口服片剂相比，口崩片具有：

①吸收快，生物利用度高：药物表面积增大使其溶出速率加快，吸收起效加快；小剂量（≤60mg）或分子量小的水溶性药物在口腔 pH 环境中以非离子药物形式被吸收，相当数量的药物通过口腔、咽喉和食管黏膜进入全身血液循环，提高了生物利用度。

②服用方便，患者顺应性高：口腔崩解片最大的优点是服用方便，唾液即可使其崩解或溶解。

③胃肠道反应小，副作用低：口腔崩解片崩解吞咽后，因唾液量少，药物颗粒细，可在胃部均匀分布、吸附或嵌入胃黏膜。

④避免了肝脏的首过效应：由于口腔崩解片在口中迅速崩解，除了大部分药物随吞咽动作进入胃肠道外，也有相当部分经口腔吸收，该途径吸收可缩短达峰时间（t_{max}）并使药物对肝脏首过效应敏感性降低，显著减少首过效应作用和毒性代谢物的数量。

（3）滴丸剂的特点

①设备简单、操作方便、工艺周期短、生产率高。

②工艺条件易于控制，质量稳定，剂量准确，受热时间短，易氧化及具挥发性的药物溶于基质后，可增加其稳定性。

③基质容纳液态药物的量大，故可使液态药物固形化。

④用固体分散技术制备的滴丸具有吸收迅速、生物利用度高的特点。

⑤发展了耳、眼科用药的新剂型，五官科制剂多为液态或半固态剂型，作用时间不持久，制成滴丸剂可起到延效作用。

（4）吸入制剂的特点：吸入制剂的优点是吸收速度很快，几乎与静脉注射相当。吸入给药制剂的常见问题为吸入药物的肺部沉积量远小于药物的标示量，因很多患者未能熟练掌握吸入给药装置的使用方法，没能达到预定疗效，甚至因吸入方法不当，药物未达到作用部位，降低了药物疗效，增加了不良反应发生率。

（5）粉雾剂的特点：①无胃肠道降解作用；②无肝脏首过效应；③药物吸收迅速，给药后起效快；④大分子药物的生物利用度可以通过吸收促进剂或其他方法的应用来提高；⑤小分子药物尤其适用于呼吸道直接吸入或喷入给药；⑥药物吸收后直接进入体循环，达到全身治疗的目的；⑦可用于胃肠道难以吸收的水溶性大的药物；⑧顺应性好，特别适用于原需进行长期注射治疗的患者；⑨起局部作用的药物，给药剂量明显降低，毒副作用小。

73～77.【试题答案】 A、E、B、D、C

【试题解析】本组题考查要点是"缓释、控释制剂的常用辅料的分类"。缓释、控释制剂中利用高分子化合物作为阻滞剂控制药物的释放速度。其分类有骨架型、包衣膜型缓释材料和增稠剂等。

（1）骨架型缓释材料

①亲水性凝胶骨架材料：遇水膨胀后形成凝胶屏障控制药物的释放。常用的有羧甲基纤维素钠（CMC-Na）、甲基纤维素（MC）、羟丙甲纤维素（HPMC）、聚维酮（PVP）、卡波姆、海藻酸盐、脱乙酰壳多糖（壳聚糖）等。

②不溶性骨架材料：指不溶于水或水溶性极小的高分子聚合物。常用的有聚甲基丙烯酸酯、乙基纤维素（EC）、聚乙烯、无毒聚氯乙烯、乙烯-醋酸乙烯共聚物、硅橡胶等。

③生物溶蚀性骨架材料：常用的有动物脂肪、蜂蜡、巴西棕榈蜡、氢化植物油、硬脂醇、单硬脂酸甘油酯等，可延滞水溶性药物的溶解、释放过程。

（2）包衣膜型缓释材料

①不溶性高分子材料：如不溶性骨架材料EC等。

②肠溶性高分子材料：如丙烯酸树脂L和S型、醋酸纤维素酞酸酯（CAP）、醋酸羟丙甲纤维素琥珀酸酯（HPMCAS）和羟丙甲纤维素酞酸酯（HPMCP）等。是利用其肠液中的溶解特性，在特定部位溶解。

（3）增稠剂：增稠剂系指一类水溶性高分子材料，溶于水后，其溶液黏度随浓度而增大，可以减慢药物扩散速度，延缓其吸收，主要用于液体制剂。常用的有明胶、PVP、CMC、聚乙烯醇（PVA）、右旋糖酐等。

78～82.【试题答案】 C、A、B、E、D

【试题解析】本组题考查要点是"新型靶向脂质体"。

（1）前体脂质体：将脂质吸附在极细的水溶性载体如氯化钠、山梨醇等聚合糖类（增加脂质分散面积）制成前体脂质体，遇水时脂质溶胀，载体溶解形成多层脂质体，其中载体的大小直接影响脂质体的大小和均匀性。前体脂质体可预防脂质体之间相互聚集，且更适合包封脂溶性药物。

（2）长循环脂质体：PEG修饰可增加脂质体的柔顺性和亲水性，从而降低与单核巨噬细胞的亲和力，延长循环时间，称为长循环脂质体。长循环脂质体有利于对肝脾以外的组织或器官的靶向作用。同时，将抗体或配体结合在PEG的末端，既可保持长循环，又可保持对靶点的识别。

(3) 免疫脂质体：脂质体表面联接抗体，对靶细胞进行识别，提高脂质体的靶向性。如在丝裂霉素（MMC）脂质体上结合抗胃癌细胞表面抗原的单克隆抗体制成免疫脂质体，在体内该免疫脂质体对胃癌靶细胞 M85 杀伤作用比游离 MMC 提高 4 倍。

(4) 热敏脂质体：利用在相变温度时，脂质体的类脂质双分子层膜从胶态过渡到液晶态，脂质膜的通透性增加，药物释放速度增大的原理是制成热敏脂质体。例如将二棕榈酸磷脂（DPPC）和二硬脂酸磷脂（DSPC）按一定比例混合，制成的甲氨蝶呤热敏脂质体，注入荷 Lewis 肺癌小鼠的尾静脉后，用微波加热肿瘤部位至 42℃，病灶部位的放射性强度明显高于非热敏脂质体对照组。

(5) pH 敏感性脂质体：由于肿瘤间质的 pH 比周围正常组织细胞的 pH 低，选用对 pH 敏感的类脂材料，如二棕榈酸磷脂或十七烷酸磷脂为膜材制备成载药脂质体。当脂质体进入肿瘤部位时，由于 pH 的降低导致脂肪酸羧基脂质化成六方晶相的非相层结构，从而使膜融合，加速释药。

83~86.【试题答案】　B、A、E、D

【试题解析】本组题考查要点是"缓释、控释制剂的释药原理"。缓释、控释制剂所涉及的释药原理主要有溶出、扩散、溶蚀、渗透压或离子交换等。

(1) 溶出原理：由于药物的释放受溶出速度的限制，溶出速度慢的药物显示出缓释的性质。根据 Noyes – Whitney 方程，可采用制成溶解度小的盐或酯、与高分子化合物生成难溶性盐、控制粒子大小等方法和技术。

(2) 扩散原理：以扩散为主的缓释、控释制剂，药物首先溶解成溶液，再从制剂中扩散出来进入体液，其释药受扩散速率的控制。药物的释放以扩散为主的结构有：贮库型（膜控型）和骨架型。利用扩散原理达到缓、控释作用的方法包括：增加黏度以减小扩散速度、包衣、制微囊、不溶性骨架片、植入剂、乳剂等。

(3) 溶蚀与溶出、扩散结合原理：释药系统不可能只取决于溶出或扩散，只是因其中某种释药机制起主导作用，故可以归类于溶出控制型或扩散控制型。对于生物溶蚀型骨架系统，不仅药物可从骨架中扩散出来，而且骨架本身也存在溶蚀的过程。当聚合物溶解时，药物扩散的路径长度改变，形成移动界面扩散系统。

(4) 渗透压驱动原理：以渗透压为动力，以零级释放为主要特征，释药不受释药环境 pH 的影响，极大地提高药物的安全性和有效性。渗透压系统中，片心由水溶性药物和聚合物或其他辅料制成，外面用水不溶性的聚合物包衣，包衣壳顶部用激光打一细孔，形成渗透泵片。当渗透泵片与水接触时，水即可通过包衣半透膜渗入片心，使药物溶解成饱和溶液，加之高渗透压辅料的溶解，形成膜内外的渗透压差，药物的饱和溶液由细孔持续流出，流出量与渗透进膜内的水量相等，直到片心内的药物完全溶解。

(5) 离子交换作用：由水不溶性交联聚合物组成的树脂，其聚合物链的重复单元上含有成盐基团，药物可结合于树脂上。当带有适当电荷的离子与离子交换基团接触时，通过交换将药物释放出来。药物从树脂中的扩散速度受扩散面积、扩散路径长度和树脂的刚性（为树脂制备过程中交联剂用量的函数）的控制。

87~91.【试题答案】　C、B、E、D、A

【试题解析】本组题考查要点是"紫外 – 可见分光光度法"。

(1) 布洛芬的 0.4% 氢氧化钠溶液，在 265nm 与 273nm 的波长处有最大吸收，在 245nm 与 271nm 的波长处有最小吸收，在 259nm 的波长处有一肩峰。

(2) 硝西泮的无水乙醇溶液，在 220nm、260nm 与 310nm 的波长处有最大吸收。260nm 与 310nm 波长处的吸光度的比值应为 1.45～1.65。

92～96.【试题答案】　D、B、E、C、A

【试题解析】本组题考查要点是"药物的纯度检查方法"。药物的纯度检查即为药物中的杂质检查，检查方法亦主要采用化学法、光谱法和色谱法。

(1) 化学分析法：化学分析法主要用于药物中的一般杂质的限量检查，主要检查法收载于《中国药典》通则项下，系利用药物中的杂质在规定溶剂中不溶或呈色，要求溶液澄清或无色；或与化学试剂反应生成浑浊或显色，再与规定限量的杂质对照依同法操作后进行比较，检查杂质的限量；或利用重量的改变进行检查。

例如，阿司匹林中"溶液的澄清度"检查，利用阿司匹林具有游离羧基显酸性，可溶于碳酸钠试液，而酯类杂质不溶于碳酸钠试液的特性，以温热的碳酸钠试液为溶剂，要求制成的溶液应澄清，以限制酯类不溶性杂质的量。

再如，阿司匹林中"重金属"检查，利用重金属杂质（以铅为代表）可在 pH 值 3.5 的醋酸盐缓冲液中与显色剂硫代乙酰胺反应呈黄色至褐色的特性，供试品溶液经显色后与一定量铅标准液同法制成的对照液比较，要求供试品溶液所显的颜色不得更深，以限制重金属杂质的量。

又如，阿司匹林中"炽灼残渣"检查，将阿司匹林于 700～800℃ 高温炽灼后，以残留的无机盐类的重量限制金属性杂质的量。

(2) 光谱分析法：对于在特定波长处具有显著吸收的特定有关物质（特殊杂质），如肾上腺素中的酮体、地蒽酚中二羟基蒽醌的检查，可采用紫外-可见分光光度法检查相关杂质；对于具有光学异构体的药物，如硫酸阿托品中的莨菪碱的检查可通过测定样品溶液的旋光度进行纯度检查。

(3) 色谱分析法

①薄层色谱法：常用方法有杂质对照法与自身稀释对照法。

②高效液相色谱法：常用方法有内标法、外标法、加校正因子的主成分自身对照法、不加校正因子的主成分自身对照法和面积归一化法。

内标法：例如，《中国药典》检查丙酸倍氯米松粉雾剂的微细粒子剂量分布，以丙酸睾丸素为内标，按内标法以峰面积比值计算，微细粒子剂量药物量应不低于标示量的 10%。

③气相色谱法：主要用于残留溶剂的检查，方法有内标法、外标法和标准加入法。

内标法：例如，《中国药典》采用 GC 检查头孢地嗪钠中的残留溶剂，按内标法以峰面积比值计算，含乙醇不得过 2.0%，含乙腈、二氯甲烷的残留量均应符合规定。

97～100.【试题答案】　D、A、E、B

【试题解析】本组题考查要点是"抗肿瘤药的种类"。

(1) 抑制蛋白质合成与功能的药物（干扰有丝分裂的药物）

①长春碱类：长春碱类抗肿瘤药系由夹竹桃科植物长春花分离得到的具有抗肿瘤活性的生物碱。主要有长春碱和长春新碱，对淋巴白血病有较好的治疗作用。临床采用硫酸盐，称为硫酸长春碱和硫酸长春新碱。

②紫杉烷类：紫杉醇、多西他赛。

(2) 调节体内激素平衡的药物

①雌激素调节剂：雌激素调节药物（他莫昔芬、托瑞米芬）；芳构酶抑制剂（氨鲁米特、依西美坦、来曲唑、阿那曲唑）。

②雄激素拮抗剂：氟他胺。

(3) 靶向抗肿瘤药：靶向抗肿瘤药多为酪氨酸激酶抑制剂，主要有伊马替尼，其他还有达沙替尼、吉非替尼、埃罗替尼、舒尼替尼、索拉非尼。

(4) 放疗与化疗的止吐药：通过拮抗 5-HT_3 受体的止吐药已经成为抗肿瘤治疗中辅助使用的止吐药，主要有昂丹司琼、格拉司琼、托烷司琼、帕洛诺司琼和阿扎司琼等。

三、C 型题

101.【试题答案】 E

【试题解析】本题考查要点是"醋酸可的松滴眼液（混悬液）"。

(1) 醋酸可的松微晶的粒径应在 5~20μm 之间，过粗易产生刺激性，降低疗效，甚至会损伤角膜。

(2) 羧甲基纤维素钠为助悬剂，配液前需精制。本滴眼液中不能加入阳离子型表面活性剂，因与羧甲基纤维素钠有配伍禁忌。

(3) 硼酸为 pH 与等渗调节剂，因氯化钠能使羧甲基纤维素钠黏度显著下降，促使结块沉降，改用 2% 的硼酸后，不仅改善降低黏度的缺点，且能减轻药液对眼黏膜的刺激性。本品 pH 为 4.5~7.0。

因此，本题的正确答案为 E。

102.【试题答案】 D

【试题解析】本题考查要点是"醋酸可的松滴眼液（混悬液）"。参考 101 题试题解析内容。

103.【试题答案】 A

【试题解析】本题考查要点是"醋酸可的松滴眼液（混悬液）的临床适应证"。醋酸可的松滴眼液（混悬液）的临床适应证：本品用于治疗急性和亚急性虹膜炎、交感性眼炎、小泡性角膜炎及角膜炎等。因此，本题的正确答案为 A。

104.【试题答案】 A

【试题解析】本题考查要点是"辛伐他汀口腔崩解片"。辛伐他汀为主药，直接压片用乳糖、甘露醇为填充剂，甘露醇兼有矫味作用，交联聚维酮为崩解剂，阿司帕坦为甜味剂，橘子香精为芳香剂，硬脂酸镁为润滑剂，微粉硅胶为助流剂，BHT 为抗氧剂。因此，本题的正确答案为 A。

105. 【试题答案】 D

【试题解析】本题考查要点是"辛伐他汀口腔崩解片"。参考101题试题解析内容。

106. 【试题答案】 B

【试题解析】本题考查要点是"辛伐他汀口腔崩解片的临床适应证"。辛伐他汀口腔崩解片的临床适应证：本品可用于治疗高胆固醇血症、冠心病。因此，本题的正确答案为B。

107. 【试题答案】 A

【试题解析】本题考查要点是"氨基酮类——美沙酮"。美沙酮为μ阿片受体激动剂,药效与吗啡类似，具有镇痛作用，可用于癌症引起的重度疼痛的镇痛治疗。因此，本题的正确答案为A。

108. 【试题答案】 D

【试题解析】本题考查要点是"氨基酮类——美沙酮"。氨基酮类药物可以看作是仅仅保留吗啡结构中A环的类似物，也可以被称为二苯基庚酮类或苯基丙胺类，为高度柔性的开链吗啡类似物。其代表药物是美沙酮。因此，本题的正确答案为D。

109. 【试题答案】 C

【试题解析】本题考查要点是"氨基酮类——美沙酮"。美沙酮的左旋体镇痛作用强，右旋体作用极弱，药用其外消旋体。因此，本题的正确答案为C。

110. 【试题答案】 E

【试题解析】本题考查要点是"氨基酮类——美沙酮"。美沙酮的化学结构：

因此，本题的正确答案为E。

四、X型题

111. 【试题答案】 BCD

【试题解析】本题考查要点是"药物的主要结构骨架与药效团"。母核和各种基团或结构片段的结合和调整会起到调节化合物理化性质、生物药剂学性质和药物动力学性质等作用。因此，本题的正确答案为BCD。

112. 【试题答案】 CE

【试题解析】本题考查要点是"与硫酸的结合反应"。在形成硫酸酯的结合反应中，只有酚羟基化合物和胺类化合物能生成稳定的硫酸化结合产物。对醇和羟胺化合物形成硫酸酯后，由于硫酸酯是一个很好的离去基团，会使结合物生成正电中心具有亲电能力，而显著增加药物的毒性。酚羟基在形成硫酸酯化结合反应时，具有较高的亲和力，反应较为迅速。如支气管扩张药沙丁胺醇，结构中有三个羟基，只有其中的酚羟基形成硫酸酯化结合物，而脂肪醇羟基硫酸酯化结合反应较低，且形成的硫酸酯易水解成为起始物。因此，本题的正确答案为 CE。

113.【试题答案】 CDE

【试题解析】本题考查要点是"常用的血药浓度测定方法"。血药浓度或其他体液中药物浓度的测定方法是治疗药物监测的前提，血浆或血清中药物的浓度低，取样量又要尽可能少，且有时患者体内含有不止一种药物，因此用于血药浓度测定的方法较体外药物测定的方法需要考虑的问题要更复杂，要求也更高。常用的方法有高效液相色谱法（HPLC）、气相色谱法（GC）、液-质联用法（LC-MS）、放射免疫法（RIA）、荧光偏振免疫法（FPIA）、酶联免疫法（ELISA）等。因此，本题的正确答案为 CDE。

114.【试题答案】 ACE

【试题解析】本题考查要点是"片剂的常用辅料"。片剂由药物和辅料组成。辅料系指在片剂处方中除药物以外的所有附加物的总称。片剂的常用辅料主要有四大类：稀释剂、黏合剂、崩解剂和润滑剂。除此之外，还可根据需要加入着色剂、矫味剂等。因此，本题的正确答案为 ACE。

115.【试题答案】 AB

【试题解析】本题考查要点是"矫味剂的种类"。

矫味剂系指药品中用以改善或屏蔽药物不良气味和味道，使患者难以觉察药物的强烈苦味（或其他异味如辛辣、刺激等）的药用辅料。矫味剂分为甜味剂、芳香剂、胶浆剂、泡腾剂等类型。

①甜味剂：常用甜味剂包括天然甜味剂与合成甜味剂两大类。天然甜味剂主要有蔗糖、单糖浆、橙皮糖浆、桂皮糖浆等，不但能矫味，而且也能矫臭。山梨醇、甘露醇等也可作甜味剂。合成甜味剂主要有糖精钠，甜度为蔗糖的 200~700 倍，易溶于水，常用量为 0.03%，常与单糖浆、蔗糖和甜菊苷合用；阿司帕坦，为天门冬酰苯丙氨酸甲酯，为二肽类甜味剂，甜度比蔗糖高 150~200 倍，不致龋齿，适用于糖尿病、肥胖症患者。

②芳香剂：香料和香精统称为芳香剂。常用芳香剂分为天然香料、人工香料。天然香料包括由植物中提取的芳香性挥发油，如柠檬、薄荷挥发油等，以及它们的制剂，如薄荷水、桂皮水等；人造香料是在天然香料中添加一定量的溶剂调和而成的混合香料，如苹果香精、香蕉香精等。

③胶浆剂：胶浆剂具有黏稠、缓和的性质，可以干扰味蕾的味觉而矫味，如阿拉伯胶、羧甲基纤维素钠、琼脂、明胶、甲基纤维素等的胶浆。如在胶浆剂中加入适量糖精钠或甜菊苷等甜味剂，则增加其矫味作用。

④泡腾剂：将有机酸与碳酸氢钠混合后，遇水产生大量二氧化碳，二氧化碳能麻痹味蕾起矫味作用，对盐类的苦味、涩味、咸味有所改善。

因此，本题的正确答案为 AB。

116. 【试题答案】 ABCDE

【试题解析】本题考查要点是"抗抑郁药"。

（1）氟西汀及其代谢产物去甲氟西汀都选择性地抑制中枢神经系统对5-HT的再吸收，延长和增加5-HT的作用，为较强的抗抑郁药。

（2）舍曲林为含两个手性中心选择性5-HT重摄取抑制剂，目前使用的是（+）-(S,S)-构型异构体，其他对映体对5-羟色胺重摄取的抑制作用较弱。舍曲林口服生物利用度范围是20%~36%，食物能促进其口服吸收，提高生物利用度。舍曲林在肠和肝脏中，由CYP3A4代谢成N-去甲基化和其他代谢产物。N-去甲舍曲林对5-HT重摄取的抑制作用大约低于舍曲林的5~10倍。

（3）文拉法辛属于5-羟色胺/去甲肾上腺素重摄取抑制剂，其小剂量时主要抑制5-HT的重摄取，大剂量时对5-HT和NE的重摄取均有抑制作用。

（4）艾司西酞普兰是西酞普兰的S对映体，艾司西酞普兰对5-HT具有较高的亲和力和选择性。艾司西酞普兰的抗抑郁活性为西酞普兰的2倍，是R对映体活性的至少27倍。

（5）阿米替林具有双苯并稠环共轭体系并且侧链含有脂肪族叔胺结构，对日光较敏感，易被氧化，故需避光保存。阿米替林的活性代谢产物去甲替林，抗抑郁作用比丙咪嗪强，可改善患者的情绪。

因此，本题的正确答案为ABCDE。

117. 【试题答案】 ACDE

【试题解析】本题考查要点是"靶向制剂的特点"。

靶向制剂的特点：可提高药物在作用部位的治疗浓度、使药物具有专一药理活性、增加药物对靶组织的指向性和滞留性、降低药物对正常细胞的毒性、减少剂量、提高药物制剂的生物利用度等，从而可提高药品的安全性、有效性、可靠性和患者的顺应性。

因此，本题的正确答案为ACDE。

118. 【试题答案】 BCE

【试题解析】本题考查要点是"脂质体的分类"。

（1）按结构分类：脂质体按其结构可分为单室脂质体、多室脂质体、大多孔脂质体等。

（2）按性能分类：脂质体按其性能可分为常规脂质体和特殊性能脂质体。

（3）按荷电性分类：脂质体按其荷电性可分为中性脂质体、负电性脂质体、正电性脂质体。

因此，本题的正确答案为BCE。

119. 【试题答案】 ABCDE

【试题解析】本题考查要点是"药用辅料的作用"。药用辅料的作用：药物是决定制剂疗效的决定性因素，而药物剂型对药物的应用和疗效发挥有着关键性的作用。药用辅料是制剂生产中必不可少的重要组成部分，药用辅料的作用如下：

（1）赋形：辅料可将药物制成符合临床用药需要的制剂形态，如液体制剂中加入的溶剂，片剂中加入的稀释剂、黏合剂等。

（2）使制备过程顺利进行：如固体制剂中加入润滑剂以改善药物的粉体性质。

（3）提高药物稳定性：如抗氧剂可提高易氧化药物的化学稳定性等。

（4）提高药物疗效：如将胰酶制成肠溶衣片，不仅可使其免受胃酸破坏，还可保证其在肠中充分发挥作用。

（5）降低药物毒副作用：如以硬脂酸钠和虫蜡为基质制成的芸香草油肠溶滴丸，既可掩盖药物的不良臭味，也可避免对胃的刺激。

（6）调节药物作用：如胰蛋白酶在胰酶肠溶衣片中发挥助脂肪消化功效，而其注射液则可用于治疗胸腔积液、血栓性静脉炎和毒蛇咬伤。又如选用不同的辅料，可使制剂具有速释性、缓释性、靶向性、生物降解性等。

（7）增加病人用药的顺应性：如口服液体制剂中加入矫味剂，可改善药物的不良口味，提高患者用药顺应性。

因此，本题的正确答案为 ABCDE。

120. 【试题答案】　ABCE

【试题解析】本题考查要点是"脂质体的特点"。

脂质体作为一种具有多种功能的药物载体，可包封水溶性和脂溶性两种类型的药物。药物被脂质体包封后具有以下特点：

（1）靶向性和淋巴定向性：药物脂质体静脉注射后，主要聚集在肝、脾、肺、骨髓、淋巴结等网状内皮系统中，因而脂质体可以用于治疗肿瘤和防止肿瘤扩散转移，治疗肝寄生虫病、利什曼病等单核－巨噬细胞系统疾病。脂质体经肌内、皮下或腹腔注射后，首先进入局部淋巴结中。

（2）缓释和长效性：将药物制备成脂质体，因减少了肾排泄和代谢而延长药物在血液和靶组织中的滞留时间，延长了药效。

（3）细胞亲和性与组织相容性：脂质体是具有类似生物膜结构的泡囊，有细胞亲和性与组织相容性，长时间吸附于靶细胞周围，使药物能充分向靶细胞组织渗透，脂质体也可通过融合进入细胞内，经溶酶体消化释放药物。如将抗结核药物制备成脂质体，可将药物载入细胞内杀死结核菌，提高疗效。

（4）降低药物毒性：药物制备成脂质体后，可以大部分选择性地富集于网状内皮系统中，特别是在肝、脾和骨髓等单核－巨噬细胞较丰富的器官中，而在心脏、肾脏的累积量较少，因此对心、肾有毒性的药物或对正常细胞有毒性的抗肿瘤药比较适合于制备成脂质体，可以明显降低药物的毒性。

（5）提高药物稳定性：脂质体的双层膜可以保护一些不稳定的药物，免受体内外环境的影响，在很大程度上提高了药物的稳定性。如青霉素 G 或 V 的钾盐等，制成脂质体可提高药物稳定性与口服吸收效果。

因此，本题的正确答案为 ABCE。